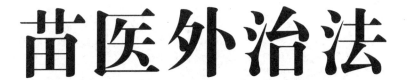

苗医外治法

MIAOYI WAIZHIFA

Hmub diot ndrout kot fax

主　审　熊芳丽

主　编　唐东昕　夏景富

全国百佳图书出版单位

中国中医药出版社

·北　京·

图书在版编目（CIP）数据

苗医外治法 / 唐东昕，夏景富主编 . —北京：中国中医药出版社，2023.2
ISBN 978 - 7 - 5132 - 7949 - 9

Ⅰ . ①苗… Ⅱ . ①唐… ②夏… Ⅲ . ①苗医—中医外科 Ⅳ . ① R291.6

中国版本图书馆 CIP 数据核字（2022）第 231258 号

中国中医药出版社出版

北京经济技术开发区科创十三街 31 号院二区 8 号楼
邮政编码 100176
传真 010－64405721
河北联合印务有限公司印刷
各地新华书店经销

开本 787×1092 1/16 印张 14.5 字数 250 千字
2023 年 2 月第 1 版 2023 年 2 月第 1 次印刷
书号 ISBN 978 - 7 - 5132 - 7949 - 9

定价 70.00 元
网址 www.cptcm.com

服 务 热 线 010-64405510
购 书 热 线 010-89535836
维 权 打 假 010-64405753

微信服务号 zgzyycbs
微商城网址 https://kdt.im/LIdUGr
官 方 微 博 http://e.weibo.com/cptcm
天猫旗舰店网址 https://zgzyycbs.tmall.com

《苗医外治法》编委会

苗医理论及临床专家组

以姓氏笔画为序

马武开	贵州中医药大学第二附属医院	主任医师
王 政	凯里市中医医院（苗医医院）	主任医师
龙千里	贵州省台江县苗族医药研究所	主任医师
龙运光	黔东南州民族医药研究所	主任医师
龙奉玺	贵州中医药大学	教授
田华咏	湖南省湘西自治州民族医药研究所	主任医师
杜 江	贵州中医药大学	教授
李志强	贵州中医药大学	副教授
李宝鸿	云南省蒙自军分区医院	副主任医师
杨 柱	贵州中医药大学	教授
杨通神	从江县中医医院	副主任医师
张东海	湖南省龙山县红十字会民族骨伤科医院	主任医师
郑曙光	贵州中医药大学第一附属医院	教授
胡成刚	贵州中医药大学	教授
胡建山	黔南州中医医院	主任医师
胡新民	黔南民族医学高等专科学校	副教授
袁涛忠	黔东南州民族医药研究所	副主任医师
夏景富	贵州中医药大学第一附属医院	主任医师
郭伟伟	黔东南州中医医院/州民族医药研究院	主任医师
唐东昕	贵州中医药大学第一附属医院	主任医师
唐海华	松桃苗族自治县民族中医医院/县苗医药研究所	副主任医师
熊 招	云南省中医医院	副主任医师
熊安富	黔西南州安富民族民间医药开发研究所	主任医师
熊芳丽	贵州中医药大学第一附属医院	主任医师
潘炉台	贵州中医药大学	主任药师

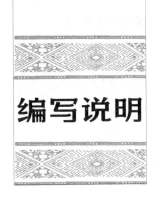

编写说明

　　苗族是一支古老而历经不断迁徙衍化的民族，在历史上共经历了 5 次大的迁徙，在长期与病魔斗争的过程中，积累了丰富的医疗经验。由于苗族缺乏文字的传承，苗族医疗技法只能靠师徒、父子、宗教活动等方式口耳相传，各地苗族医疗技法存在零散无序、不成系统的实际问题。苗族医疗技法整理不够系统完整，造成苗医药的开发应用中存在着较为严重的"存药废医"现象。为了使苗医外治法得到更好的传承发展，使之更好、更有效地为全人类的医疗卫生事业服务，本团队在前人辛苦挖掘与研究的基础上，对苗医外治技法进行了系统归类整理。

　　苗医外治法种类丰富，独具民族特色，且临床疗效确切，是苗族医疗技法重要的组成部分。在编写过程中，我们成立了由贵州、云南、湖南等地的苗医专家组成的"苗医理论及临床专家组"，对本书的编写进行了指导。本课题组精心整理近 30 年苗医外治法挖掘的研究成果，结合临床实践经验，坚持科学实用的原则，精益求精，既保持了苗医外治法的本质属性，又努力突出苗医外治法的民族特色和地域特点。

　　本书首先对苗医外治法的理论基础、治疗原则、分类与应用发展现状和发展中存在的问题，以及苗医外治的发展历程进行简要的介绍；然后对苗医外治法进行系统分类，具体分为针类疗法、灸类疗法、拔毒类疗法、熏洗类疗法、熨敷类疗法、刮擦抹类疗法、推拿按摩类疗法、孔窍类给药疗法、拔罐类疗法、奇治秘法十大类，涉及苗医外治法共 63 种，每种疗法均在苗医理论的指导下，从概述、治疗原理、功效、适应证、禁忌证、操作方法、意外情况及处理方案、注意事项、现代医学研究、评述等方面进行全面详细的介绍。本书主要适用于中医药院校本科生或民族医学专业研究生，亦可供其他医学专业人员学习参考。

　　苗族医学与中医学在历史上曾相互借鉴与渗透，本书中放血疗法、发泡疗法、熏蒸疗法、煳药疗法、敷脐疗法、外敷疗法、刮治疗法、推拿疗法、灌肠疗法、点滴疗法、佩戴疗法、含漱疗法、火罐疗法、药罐疗法、埋药法 15 种技法为中医与苗医共有。中医与苗医之间有一些共性特征，本书除极力展现苗族医学的特色外，也涉及部分中医理论。

本书的出版得到了 2019 年科技部国家重点研发计划中医药现代化研究"十五个少数民族医防治常见病特色诊疗技术、方法、方药整理与示范研究"（项目编号 2019YFC1712500，课题编号 2019YFC1712505）、贵州省科技计划项目"苗弩药针防治癌性疼痛的示范基地建设及推广应用"（项目编号：黔科合后补助 [2020]3003）和 2022 年贵阳市科技局联合基金（项目编号：筑科合同 [2022]4-3）项目支持。本书在编撰过程中也邀请了贵州中医药大学 2015 级卓越中医师班全体 49 名和 2018 级 5+3 尚义班 58 名同学进行了校对，并从本科生的学习角度提出了宝贵的意见。

本书在编写过程中，参考和借鉴了《中国苗医绝技秘法》《贵州苗族医药研究与开发》《苗医基础》《中国苗族医学》《苗家整病技法》等相关书籍，以及许多苗医专家学者的研究成果，因篇幅有限，未能一一注明，在此向各位原著作者们表示谢意。本书虽经多次审查、修改，但由于编者水平有限，疏漏在所难免，恳请读者朋友指正，提出意见和建议，以便再版时修订完善。

编　者

2022 年 10 月

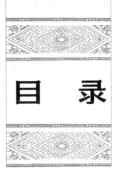

目 录

第一章　苗医外治法概述

第一节　苗医外治法的理论基础

一、苗医生理学

1. 苗医生成学

苗医生成学认为，人体是由能量、物质、结构这三大要素组成的，正如苗医学者整理的《事物生成共源根》所说："万事万物同一理，事物生成共根本。最重要的是搜媚若（能量），第二是各薄港搜（物质），第三是玛汝务翠（结构），三本缺一不得生。"人体的生、长、病、老、死与这三大要素密切相关。此外，苗医生成学还具有三大辩证观点，即三本一体观、事物演进观、破坏均衡观；事物生成具有三大关系，即生成相资、生成相制、生成相取；事物生成具有三大结局，即生成胜负、生成难全、生成增多变好。

2. 五基成物学说

苗医五基成物学说认为，万事万物都由光、气、水、土、石五种物质基础组成。苗医认为人体也是由此五种基础元素组成，只是人体对水、气、光是直接需求，对土和石是间接需求。五基成物学说指出，构成人体的这五种基本元素的质量的好坏与人体的健康与否密切相关。光的过度照射会导致皮肤受损而红肿、发丹；饮用不洁的水易使人体的肚架受损，导致呕吐、腹泻等；吸入了污秽的气体会使人的窟架受损，导致头晕目眩、咳嗽喘息，乃至中毒死亡；摄入受到污染或有毒的土与石，人体也会产生各种相应的病变。

3. 三界学说

苗医的三界学说巧妙地用自然界中树、土、水三者的相互关系说明人体三大功能区域的主要作用和相互关系。苗医将人体从上到下划分为三个功能区，即树界、土界和水界。自古苗医就有"树为生命之精，土为生命之基，水为生命之源"之说。树界是指锁骨以上的部位，包括头部和颈部。树界是人体最重要的生理区域，也是人体的生灵能最活跃的地方，是整个人体的总指挥部，具有主神灵、主魂魄、主心智之功。土界指颈部以下、脐以上的胸腹部。土界所包含的脏器最多，是人体供生物质的纳入、消化、吸收的场所，也是气血生成、运行和代谢的场所，是维持人体正常功能的基础。水界则是指人体脐以下、大腿以上的部位，为万物生长之基，主要包含肾架和性架。肾架具有调理水道，调理全身水液的输布和排泄，维持人体新陈代谢的生理功能；性架产生男精女液，具有滋养人体的重要物质、维护人体本命的精华、生殖和繁衍的作用。三界之间有着密切的联系，相互制约，相互资生，并演变出补水养树、培土固水、养树固土、培土养树、通灵调水等治疗大法。

4. 九架组学说

苗医九架组学说从生理功能上把人体划分为九个架组，即身架、窟架、脑架、肾架、肺架、心架、肝架、性架和肚架。其中，脑架由头、面及大脑等组成，具有主智慧、主魂魄的功能；心架由心脏、心苞、脉管等组成，具有主血脉、主光热、保本命的功能；肺架由肺叶、气管等组成，具有主气的功能，有气海之称；肝架由肝和胆组成，具有储藏血液、助消化、主情志等功能；肾架由肾脏、尿管、膀胱等组成，具有管水管尿、生精藏精、管性管命等作用；性架，位于腹部的最下端，具有排尿、生育等作用，男性架由阴茎、睾丸和阴囊组成，而女性架由卵巢、子宫、阴道、外阴、乳房等组成；肚架由胃、脾、食道、大肠、小肠等组成，具有主化、主纳、主取、主泻等作用；身架由气、血、肉、筋、骨、皮、毛、水液等组成，各个部分具有不同的作用；窟架由十窟组成，即命窟、光窟、声窟、气窟、汗窟、食窟、毛窟、性窟、尿窟和肛窟，主要为体内与体外沟通、信息与物质出入的通道。

5. 三肚学说

苗医的三肚学说根据人体功能将人体分为大肚（腹部）、手肚（前臂肌肉丰盛处）、脚肚（小腿肌肉丰盛处）。大肚为饮食营养之仓，欲旺盛、消化力强，能充分吸收营养以供应全身，则全身气强力足。手肚为上身力气所注之处，是活动之基、臂力之源。脚肚为下半身的力量所注之处，为下肢活动的根本所在。三肚之间有着十分紧密的联系，如大肚功能不足，则可在手肚、脚肚上相应的部位进行按摩、推拿，或以火罐、针刺等方法增强大肚的功能，起到健胃化食、消胀止痛、止泻等方面的作用。

6. 气、血、水三要素论

苗医认为，气、血、水是构成人体最重要的物质基础，人的生、老、病、死与之密切相关。气是一种无形的物质，看不见、摸不着，主要包括粹气、惠气、灵气、废气四气；血是谷物消化后形成的精微，是润养全身的营养物质，主要包括生血、熟血、瘀血、废血四血；水是生命之源，是人体必不可少的基础物质，也是人体的重要组成部分，主要包括原水、汁水、精水和废水四水。气和血是生命之本，同源而互根，故有"伤气必伤血，伤血也伤气"之说。

7. 四大筋脉学说

筋，发之于脑，行于脊，分布四肢和全身，具有传导和执行大脑发出的指挥信息，承受拉力，联系和牵动每一块肌肉和骨骼、筋的作用；同时它也是惠气的载体，是人体能量发挥的纽带。脉，发之于心，行于内脏，分布四肢，具有向全身各组织输送血液、精微和水分的功能，是人体养分的补给线。故苗医有"筋为气道，脉为血路"之称。同时，苗医还认为筋脉是人体各种信息和物质的传导系统，因而具有较高的敏感性。对筋脉进行一定的刺激不仅能对局部有治疗作用，而且能够起到治疗全身性疾病的作用。所以苗医有多种多样的外治方法，如爆灯火、硫黄针、糖药针、拍击疗法等对筋脉进行刺激以达到治疗局部或全身病变的目的。

8. 六大关节论

苗医的六大关节主要包括肩关节、肘关节、腕关节、髋关节、膝关节和踝关节。苗医六大关节论认为关节是"运动的节点，旋转的枢纽，屈伸之精要，筋脉之要冲"。六大关节在肢体中具有特殊的地位，担负着重要的功能，为筋脉的要冲，是人体气血汇聚之所，但也是比较容易受损伤的薄弱环节。气血不畅容易发生在关节部位，冷、热、风、湿诸毒也容易侵袭关节产生相关疾病，如冷骨风、骨节风等。所以在外治法中，无论是局部或全身的病变都会在六大关节周围取穴。如治疗半边风、小儿惊风等，选用灯火法、推拿法、掐穴法治疗，多沿四大筋脉和六大关节取穴。

二、苗医病理观

苗医认为，疾病产生的原因多种多样，可归为"毒""乱"两大因素。毒是致病的主要因素，自然界中毒无所不在，人体每时每刻都在接触毒、摄入毒、调控毒和排出毒。毒从基本物质上可分为气毒、水毒、土毒、石毒、光毒五种；根据毒的来源可以分为草毒、畜毒、虫毒、石毒、腐毒、疫毒六类；从程度上可分为积毒、雄毒和恶毒三种；从总体上可分为内毒与外毒；从毒的性质上可分为风、湿、冷、热四毒。生命与毒素是相互依存的，只要合理运用两者之间相互制约的关系，形成一个此毒克彼毒的内环境，人体在各种功能正常调节下是不会致病的。只有人体气、血、水功能紊乱，生灵能不足，动态平衡被破坏，某种毒素过盛才会致病。如过度摄入物质，生灵能亢奋，结构的异常增生均为"毒"的表现，在两纲理论中属于热毒；反之，若物质摄入不足，生灵能虚衰，结构形成不完善也为"毒"的表现，在两纲理论中属于冷毒。乱则包括自然环境、气候异常、饮食不调、意外损伤、情志失调、劳累过度、房事不节、先天禀赋异常等。毒和乱是人体致病的根本原因，从毒和乱的关系来看，毒可致乱，乱可生毒。故苗医有"无毒不致病，无乱不成疾"之说，总的来说可归纳为以下几方面。

1. 气候环境异常

人类生活在自然界，气候或环境改变，通常会直接或间接地影响机体的生理变化。若环境恶劣或气候异常，超过了机体的适应能力，人则发病。如夏季酷暑炎热，易犯"鱼鳅症"。

2. 饮食之乱

苗医有"人食五谷生百病"之说。五谷虽养人，倘若饮食不节、不洁，也会让人生病。交环理论认为，以食为天，以和为贵，以乱则为病。如过食生冷、不洁食品会引起头身疼痛、面青、呕吐、寒战等"耗子症"。

3. 意外之伤

苗医认为，苗族人民多聚居在深山峻岭中，常受到猛兽、毒虫侵袭，以及在劳作过程中难免受到农具伤害及不慎跌伤等。这些因素容易导致皮肤破裂、出血、骨折、感染、中毒等，常造成他们身体病残，甚者危及生命。

4. 情志之乱

苗医认为，人的情绪与身体的健康状态有着密切的联系。如突然的大喜大悲、盛怒或长期处于一种情绪状态会使身体失去正常状态，引起体内紊乱而致病，如诱发耗子钻心症、半边风、失心疯或失魂等病。

5. 房事之乱

苗医认为，夫妻房事是生儿育女、繁衍后代、维系夫妻感情的一种方式，但是房事也应有所节制，过度及不注意卫生等均会产生疾病。如经期同房，女子易患"女子月家乐症",男子易患"妇男月家病"。

6. 过劳成疾

苗族人民生活相对落后贫穷,为了生存常常过度劳作。超负荷的劳作日久易使机体脏腑筋骨受损,而患筋骨疼痛、食欲不振、少气乏力等"劳伤病"。

7. 先天禀赋异常

苗医认为"百人生百病",因人体先天禀赋不同,体质强弱也具有差异,对各种疾病的抵抗能力有所差异。因此,不同体质的人会患不同的疾病。

第二节　苗医外治法的治疗原则

外治法指用器具、手法或药物从机体体表治疗,患者无须内服药物即可达到治疗疾病目的的一类疗法。苗医认为:"外治之理,即内治之理;外治之药,即内治之药。"苗医外治法所用药物和内服药物差异不大。现将苗医外治法的几大治疗原则概括如下。

一、热病冷治,冷病热治

苗医将疾病纳入"冷病""热病"两大范畴,从而制订出"冷病热治""热病冷治"两大治则。如病情表现为热象的疾病,要用冷性药治疗;相反,病情表现为冷象的疾病,则需热性药治疗。

二、弱漏用补,邪重宜攻

苗医认为,气弱、血弱、水弱、火弱四大弱症要用补药治之,各种"漏症"当以补漏法疗之,而病邪明显,机体功能不弱者当以峻药直攻以祛除病邪。

三、遇毒要用九治法

苗医理论认为:"百病由毒而生,毒为百病之源。"苗医对毒的认识及治疗具有独到的见解,治毒是苗族医学的特色之一。苗医根据毒的种类、程度、部位不同,常选用不同的治毒法,常见的有表毒法、赶毒法、清毒法、败毒法、解毒法、攻毒法、克毒法、排毒法、拔毒法等九种方法以祛除相应的毒邪。

四、气要通，血要散

苗医理论认为："气以通为用，血以散为安。"治疗应以疏通气路和化散瘀血为要旨。苗医认为，气之病以壅塞为主，如胃不通则积，肺不通则喘，肝不通则昏，脑不通则乱，肾不通则肿，心不通则憋，身不通则痛。而血之病以瘀积凝滞为多。气病与血病多相互影响或同时出现，如气受阻则血成瘀，故通气法和散血法也常联合为用，也称为通气散血法。

五、怪病用奇治法

苗医认为，无明显发病原因，病情奇怪，可采用奇治法进行治疗，如滚（履）蛋疗法、化水疗法。此类疗法将实质药物治疗和"巫术"（心理干预）治疗结合，在一定条件下有奇效。

第三节 苗医外治法的分类及应用

一、针类疗法

1. 刮搽录科法 Hnend chuax gongb ndeud（弩药针疗法）

弩药针疗法源于古代苗人为猎杀大型野兽，在弓弩上蘸取适量弩药以起到见血封喉的快速猎杀效果的方法。后人发现小剂量使用时有较好的祛风止痛作用，经反复实践进行减毒，改进工艺，用自制木柄针具蘸取弩药汁刺于患处，拔罐吸出毒血后再涂上弩药液，能达到以毒攻毒之效。本法多用于治疗局部病症，对一些慢性顽固性疾病，采用此法屡获良效。为了减轻药物毒性，一些地区的苗医在药物中加入蜂蜜，称为"糖药针"，主要用于顺筋风、冷肉风、半边风、湿热风等多种慢性疼痛疾病的治疗。

2. 硫黄录科法 Liux huangx gongb ndeud（硫黄针疗法）

硫黄是一种有毒的矿物质，性温而燥，走中、里两关，长于治风毒，祛冷毒。硫黄针疗法就是利用硫黄的这一药理作用，根据患者病情选择适宜的针具，并将硫黄抹在针上，点燃硫黄使之燃烧至熔融状态后，立即点刺患处，根据病情需要，可以点刺数针至数十针不等，以祛除人体内的冷毒、湿毒、风毒，从而达到治疗疾病的目的。本法主要用于冷骨风、麻木风等疾病的治疗。

3. 汞克科法 Dlis shouk ndeud（针挑疗法）

针挑疗法是选定治疗部位挑破皮肤，挑出少量脂肪并挑断或剪去，然后包扎伤口的一类疗法，苗医称汞克科法。苗医认为人体内毒素会通过不同形式展现出来，"毒之内存必显于外，毒之所乱必有其根"。针挑疗法的原理就是找到毒邪在人体体表处的"根"，并将其挑断，让毒无依附之处，毒则自亡，病则自愈。本法主要用于各种瘰证、风湿病、小儿疳积、各类眼疾等疾病的治疗。

4. 捣头汞科法 Bes gongb deul ndeud（打火针疗法）

打火针疗法是选用特制的不同规格的铁针，蘸上桐油，烧红后速刺患部的一种方法，注意把握尺度，避免刺入太过与不及。苗族民间说"针烧不红，刺入无效"，故需掌握烧针的火候。本法主要用于阴性疔、瘰、疱等疾病的治疗。

5. 锁斗棱汞科法 Sob deul shenx gongb ndeud（擂火神针疗法）

擂火神针是由多根缝纫针组成，加上特制苗药，再用棉布将其包裹在内，后用麻绳将其捆紧，蘸取桐油点燃。通过穴位局部的强热刺激和药物成分的双重作用，起到祛风散寒、活血化瘀、通络止痛的作用。本法主要用于顺筋风、冷骨风、半边风等多种慢性顽固性疾病的治疗。

二、灸类疗法

1. 发窟科法 Deuf muak ndeud（发泡疗法）

发泡疗法是借助药物对痛点或穴位的刺激，使局部皮肤发红充血，甚者起疱，以刺激经络、调整气血而防治疾病的一种方法。本法主要用于类风湿关节炎、关节肿痛、肩周炎、强直性脊柱炎、坐骨神经痛、腰肌劳损、网球肘等疾病的治疗。

2. 斗憝科法 Deul droud ndeud（火烧疗法）

火烧疗法是取用烧红的火子（炭火）点烧小伤口，相当于电烙，可以止血、止痛、消炎。此法适用于竹签刺伤、刺藜刺伤和相对浅小的伤口，以及未感染的外科、皮肤科疾病。

3. 胚芺咔鳅牟 Pedjuab hluad deul ndeud（烧药火疗法）

烧药火疗法是一种在苗族民间比较常用的治疗方法，是将制好的药粒置于患者的病变部位或所选定的穴位上，将药物点燃并以火焰点灼伤口，以起到消毒伤口而预防感染的作用。此法具有较强的散积除湿之功,适用于风湿麻木、关节疼痛、竹签刺伤、蒺藜刺伤等症。

4. 胚稞鳅牟 *Ped khad ndeud*(烧姜疗法)

烧姜疗法是用姜片置于选定的穴位上,然后在姜片上点燃一定的药物,借助姜片和药物的双重作用来治疗疾病的一种苗医外治疗法。此法具有促进机体气血运行,祛寒发表、通经活络,达到舒通筋脉、除湿止痛的效果。本法适用于伤风感冒引起的疼痛,顽固性头痛,血虚、血弱所致的头昏,风湿性关节炎,神经衰弱,抽搐,腹泻,肠炎,昏迷及各种痈、疽、疮初起等疾病。

5. 赣孜剃躲鳅牟 *Zad juab ndeud hluad lax ndeud*(隔药纸火灸疗法)

隔药纸火灸疗法源于苗医生成学理论的三生成学说,利用火疗和药液的作用,在施治的穴位或部位上贴敷药液浸泡过的纱布和草纸,然后点燃,通过强热刺激和药物成分对局部的双重作用,以刺激生灵能,扶助内能,舒筋通络,温散冷毒,祛除毒邪,通气散血,促进康复。本法主要用于各种顺筋风、冷骨风、冷肉风、麻木风、半边风、湿热风等多种慢性顽固性疾病的治疗。

三、拔毒类疗法

1. 呆稞梢牟 *Khad trot dlangd ndeud*(生姜拔毒疗法)

生姜拔毒疗法是将生姜捣烂,然后用抽气罐在患者穴位上进行吸拔以治疗疾病的一种方法。本法主要用于小儿伤风、头痛、发热等疾病的治疗。

2. 梢补炯鳅牟 *Trot dlangd genb ndeud*(拔毒根疗法)

拔毒根疗法是选用适当的针具将患者的疮肉挑破,然后通过外敷拔毒药物拔出局部的脓毒,从而减少毒素,达到治疗疾病的目的。本法主要用于疔疮毒重、反复发作者。

3. 剃喇鳅牟 *Lax zhux trot dlangd ndeud*(灸蜡拔毒疗法)

灸蜡拔毒疗法是将面粉以水调和做圈粘贴于选定患处,在圈内填充黄蜡并加热熔化,从而吸拔体内毒素以治疗疾病的一种方法。本法主要用于疮、疱、疔、癀类疾病的治疗。

4. 安消补鳅牟 *Jeuk trot dlangd ndeud*(蛤蟆拔毒疗法)

蛤蟆拔毒疗法是将活体的蛤蟆剖开,去除内脏,后将其敷于患处,以吸拔毒素治疗疾病的一种方法。本法主要用于发斑发疹、心腹胀闷、黄疸等疾病的治疗。

5. 坠啾梢牟 *Nbuad jeud trot dlangd ndeud*(含酒拔毒疗法)

含酒拔毒疗法是医者口含适量白酒,对准患儿脐部吸拔,以医者感到口麻为度,反复数次将风毒沿侵入路径拔出体外。本法主要用于新生儿破伤风的治疗。

四、孔窍类给药疗法

1. 离加疗法 *Nzheuk chuax ndeud*（塞药疗法）

塞药疗法是将药物捣烂研末，用纱布包裹扎紧，制成各种剂型，塞入耳、鼻、阴道、肛门等处，以达到消炎、止痛、通便、杀虫等目的而治疗疾病。本法主要用于鼻炎、阴道炎、痔疮等疾病的治疗。

2. 古克纽括伐 *Couk hnyod kot fax*（灌肠疗法）

灌肠疗法是将具有润滑作用的药物制成液体，用灌肠器具从肛门灌入，以达到尽快通便的目的。本法主要用于急慢性大便秘结的治疗。

3. 德察括伐 *Ndros chuax kot fax*（点滴疗法）

点滴疗法主要是将药物制成药液、油剂等液体剂型，直接滴入眼、耳、鼻等孔窍内以治疗疾病的一种方法。本法主要用于中耳炎、角膜炎等疾病的治疗。

4. 贝隆括伐 *Pef ongt kot fax*（佩戴疗法）

佩戴疗法是通过将药物纳于香囊（布袋）内或缝于帽缘内，戴在身上，使药物经呼吸道吸入来防治疾病。本法主要用于小儿腹痛、小儿疳积、感冒等疾病的防治。苗族在端午节通常会将艾叶、菖蒲等气味芳香的药物挂在门边驱虫、辟秽，此疗法沿袭至今。

5. 措棠括伐 *Cob drangx kot fax*（吹筒疗法）

吹筒疗法是将药物研末，取少许吹入患者咽、耳鼻、咽喉、口腔中，每日 3～4 次，以达到通窍开噤等目的。本法主要用于鼻炎、鼻塞、咽喉肿痛、耳道内疾病的治疗。

五、刮擦抹类疗法

1. 邵督疗法 *Choud ndeud*（灰疗法）

灰疗法主要是利用柴火刚燃烧尽的热灰作介质，将热灰扑撒于患者体表后刮擦，从而达到治疗疾病的目的。本法主要用于各种痧证、身体酸胀疼痛、风湿类疾病的治疗。

2. 嘎疗法 *Guaf shuab ndeud*（刮治疗法）

刮治疗法是利用边缘光滑的工具如铜钱蘸桐油或药液，在脊柱两侧、胸部肌肉丰厚处、头顶、前额、鼻梁、后项、腹股沟、四肢内侧等部位进行刮治，一般是从内向外或从上向下刮，力量适度，刮至该处出现暗红色瘀点或瘀斑。本法主要用于感冒、头痛、中暑、痧证等疾病的治疗。

3. 巷佳疗法 *Blend qud ndeud*（抹搽疗法）

抹搽疗法是将生鲜药物捣烂取汁或将药酒、药液、药膏等涂抹于所选部位治疗疾病的一种方法。本法主要用于跌打损伤、腰带疮、风湿病等疾病的治疗。

4. 巷诅疗法 *Blend jeud deul ndeud*（抹酒火疗法）

抹酒火疗法是将白酒放入碗中点燃，医者用手蘸燃烧着的白酒敷至病灶处，同时予以揉、拍、摸、捏等手法综合治疗。本法主要用于治关节疼痛、软组织损伤、风湿麻木等疾病的治疗。

5. 佳拍疗法 *Chuax gob qud ndeud*（**药物烫擦疗法**）

药物烫擦疗法是利用不同的药物，在保温的情况下对患处皮肤进行烫擦，分干烫与湿烫两种。本法主要用于痧积、疝气、消化不良、四肢麻木等疾病的治疗。

六、推拿按摩类疗法

1. 勒布白 *Dlet nboux nbaif*（掐蝴蝶疗法）

掐蝴蝶疗法是在患者胸部两侧的胸大肌及胸骨柄两旁，或者背部两肩胛骨之间的脊柱两侧看到蛾形异常点之后，双手屈拳状，拇指伸直，对其斑点稍用力进行掐刺。由于该部位形成类似蝴蝶的外形，故本法被称为掐蝴蝶疗法，后文有详细论述。本法具有刺激筋脉、调整气血、激发人体生灵能的护卫作用，适用于感冒、咳嗽、喘证等疾病的治疗。

2. 勒痧 *Dlet shuab*（揪痧疗法）

揪痧疗法是指在身体一定的部位或穴位上，用手指揪扯皮肤，以达到治疗疾病的目的，具有活血化瘀、疏通经络、理筋整复的作用。此法临床适用于各种功能性疼痛、发热、心烦、失眠、厌食、咳嗽、乏力、胸闷、心慌、头晕、便秘等疾病的治疗。

3. 勒揉后 *Dlet ndrouk ghouf*（掐脊疗法）

掐脊疗法是通过在脊柱两侧施用掐、抓、按等手法以疏通筋脉、调和内体、帮交环以治疗疾病的方法。本法主要用于治疗腹胀、急腹症等疾病。

4. 抹油革 *Muad nyox gob*（牛角推拿按摩疗法）

牛角推拿按摩疗法采用苗族地区纯天然的水牛角制成的按摩器，借助水牛角之性凉、质地柔和的特性，作用于人体特定的部位以调节机体的生理病理状况，起到疏通经络、通畅气血、扶正祛邪的作用，达到防治疾病的目的。本法主要用于风湿疼痛、腰肌劳损、软组织损伤等疾病的治疗。

5.巨拨 *Jux nbod*（玉杵点穴疗法）

玉杵点穴疗法源于苗族武术中的点穴击技，是用苗族地区所产玉杵在患病体表的某些穴位和刺激线上施行点、按、压、拍和叩打等法，促使脏腑器官功能恢复，从而达到治愈疾病的目的。本法主要用于跌打损伤、头痛、身痛、脘腹疼痛、颈肩腰腿痛等多种疾病的治疗。

七、其他

1.考德欧同括伐 *Khaod dlex ouf dongk kot fax*（水煮罐疗法）

水煮罐疗法是将拇指大小竹罐放入苗药药水中浸煮，再将沸腾的药液中的竹罐取出并吸拔于受术部位。本法主要用于四肢骨关节及其周围韧带损伤类疾病的治疗。

2.泊英鳅年 *Shob juab ndeud*（熥药疗法）

熥药疗法是利用熥药包的热力和药包内的药力共同作用，配合拍、滚、按等手法治疗。本法主要用于骨关节疼痛、软组织慢性损伤等疾病的治疗。

3.亚佳逢 *Yax jab hfend*（移毒法）

移毒疗法是指医生把配制好的药物敷到患者的特定部位，通过药物的作用将人体皮薄近骨之处或离重要器官较近的未溃破的疔疮痈毒，转移到皮肉较厚，没有大神经、血管之处或离重要脏器较远的次要部位排出。本法是苗医极具特色的外治疗法之一，主要用于要害部位如眼胞、太阳穴、大血管附近，以及各关节等处的疔、疖、疮、疱等感染性疾病的治疗。

4.跌欧医堵疗法 *Banqd yenb diak hfend*（打烟刀法）

打烟刀法是加热使药物的挥发性成分（或具有升华性质的成分）气化后凝结在刀上，用之涂擦患部以发挥疗效的方法。此法具有活血通络、消肿散结、行气活血、清热解毒等功效，适用于治疗外伤性感染所致的淋巴结肿大、无名肿毒、疱疮等。

5.编加疗法 *Bit jab liaof hfend*（睡药疗法）

睡药疗法根据治疗部位的不同，可分为睡药床和睡药枕两种。睡药床疗法是指在一定的温度下，人体与药物紧密接触，使药物从皮肤渗透进入人体或闻取药物气味以祛毒治病的一种方法。睡药枕疗法则是通过后枕部与药物接触和闻取药物气味，让药物成分进入人体内而祛毒治病的一种方法。本法主要用于头昏、头痛、颈椎病、神经衰弱、腰痛病、失眠等疾病的治疗。

第四节 苗医外治法的发展现状和发展中存在的问题

一、苗医外治法的发展现状

苗族人民在长期与疾病斗争的实践中，积累了丰富的医疗经验，并逐渐形成了具有地域性和鲜明民族特色的医疗技法。中华人民共和国成立以后，我国开始重视民族医药事业，苗族特色医疗技法得到了飞越发展。

1.苗医理论体系得到了继承和发展

自古以来，苗医苗药都是以口口相传的方式在苗疆流传。研究者通过走访民间苗族医师等方式，进行了大量的调研，经过二十多年对苗医理论和临床医疗技法的收集、整理与研究，使苗医药发展成为极具特色的民族医药理论体系，以全新的面貌展示在世人面前，苗医学的一方一药、一技一法得到了相应的继承与发展。近年来出版发行的一系列苗医药书籍，如《中国苗医绝技秘法》《贵州苗族医药研究与开发》《苗医基础》《中国苗族医学》《苗家整病技法》等，对推动苗医外治法的继承和发展具有重要意义。

2.苗医外治法的发掘和利用

从古至今，苗医以"医技特殊、离奇多样，其功尤著"的神秘形象流传于世，但历史上对苗医的内容记载较少，特别是被称为"绝技秘法"的苗族医疗技法仅见于零散记载。近年来，研究者通过走访民间苗族医师，搜集整理了大量的苗医特色医疗技法。杜江等编著的《苗医绝技秘法传真》，首次挖掘整理出许多苗医特色诊疗方法，对各种苗医绝技进行了全面、翔实的记录。贵州中医药大学第一附属医院"苗医苗药治疗慢性疼痛重点研究室"团队进行了广泛调研及临床研究，初步规范了某些苗医特色医疗技法。此外，黔南州中医医院苗医科等已将苗医特色医疗技法运用于临床，让苗族特色医疗技法从"养在深山人未识"，走出苗山，走进城市，服务于更多的患者，加强了苗医的对外交流。

3.国家政策的大力支持

为了更好地发展苗族特色医疗技术，培养苗医医技人才，贵州省中医药研究院成立了民族医药研究室；贵州省卫生健康委员会、贵州中医药大学等举办了多期民族医生培训班；贵州中医药大学图书馆建立了苗族医药文化数据库；1978 年，贵州省成立了贵州民族民间医药研究会；黔东南州成立了民族医药研究所；丹寨、从江、贞丰、剑河、印江等县成立了民族医院或中医院内设立了民族医药科。以上这些为苗医外治法人才的培育提供了良好的学习平台。

二、苗医外治法发展中存在的问题

苗医外治法在研究与传承、开发与保护中逐渐暴露出许多亟待解决的问题，主要可归纳概括为以下两方面。

1. 苗医外治法缺乏规范化及尚未完全挖掘

首先，大部分苗族医者习得医技为师承或祖传，以及通过口口相传的形式从他人口中得知，所以对于某些方法的操作流程，医者各持己见，无法客观、科学地对操作流程的规范性进行验证。其次，苗医外治法能治疗的病种广泛，但没有明确的适应证与禁忌证，其临床疗效及作用机理也需要进行大量的研究。再者，"巫医合一""巫医不分，神药两解"对苗族医疗技法的发展有一定的负面影响。然后，苗医所用诊疗器材多为日常生活中随处可见的物品简单加工制作而成，器材的安全性和可重复性无法得到保证，且苗医外治法的技能操作并未十分注意消毒灭菌，有伤处感染的可能。最后，苗医外治法的研究起步较晚，存于民间的许多疗效显著的秘方、秘法还未挖掘出来。

2. 苗医外治法后继乏人

虽然国家为苗医医技人才的培育出台了一系列的政策，但苗医高级人才稀缺仍是目前的现状。造成这种现状的原因有很多。首先，许多乡间医生虽有医术，却不识字，没有考取执业医师的资格及条件。其次，苗医执业医师注册进展缓慢，苗医行医受到限制。再者，老一辈的苗医思想保守落后，苗医医技"传子不传女"，有甚者认为长子乃阳中之阳，苗医医技传给长子，才能更好地发挥其疗效。最后，如今许多青年因兴趣或经济条件等因素的影响，不愿意从事苗医医技。因此，随着老一辈苗医英才的谢世，许多宝贵的家传秘方、验方、治疗绝技，正在面临着失传。

三、苗医外治法在国内外的发展前景

苗医外治法虽潜力巨大，但对它的研究仍然是任重道远，以理论化、标准化促进其安全，技术改良促进其推广，以更好地发挥其特色。为了让苗医外治法规范化、合理化地推广运用，我们必须把从各地收集整理的苗医外治法医技，通过学术探讨、科学研究及临床实践等，去伪存真，去粗取精，不断完善苗医外治法的临床诊疗标准及明确相关疾病的适应证与禁忌证；继续努力挖掘苗族特色医疗技法，用科学的观点及态度去看待"苗巫结合"这一现象。同时，要改变苗医外治法后继乏人这一现状，就要让苗医行医合法化、正规化，需要尽快推进苗医纳入执业医师考试；要培育真正的苗医学人才，也需要推进苗医本科人才的培养。我相信在政府的支持下，在所有苗医药学者的共同努力下，苗族外治法必定能够更进一步地继承和发扬，更好地为全人类的健康谋福祉。

第二章　苗医外治法发展历程

第一节　苗医外治法的奠基期

苗医外治法的奠基时期为公元前 4000 年至公元 1703 年，即原始社会时期到清康熙四十二年。苗医外治法主要来源于苗族医学，扎根于古代苗族人民中，极具有代表性。作为我国历史上最古老的民族医学之一，苗医药萌芽于炎黄时期，形成于秦汉时期，发展于明清时期，复兴于现代，五六千年的曲折历史造就了现今璀璨夺目的苗族医药。苗族早期的医药文化主要经历九黎蚩尤、三苗和荆楚三个不同历史时期的积淀，也被称为氏族部落医药文化。苗族人民起先生活于长江及黄河的中下游地带，部落首领为"蚩尤"，联盟称之为"九黎"。后来苗族先民通过努力，建立了属于自己的国家，即三苗国，三苗国之后又建立了荆楚。苗医药是苗医外治法的源泉，是苗族民众在长期社会生活、生产实践中与疾病的斗争所积攒起来的经验传承文化。

苗医药是最古老的、原始的、富有神话色彩的医药文化，原始苗族人的巫术和医术互相兼容，至此苗医以"巫医"的特殊文化形式出现。早期的医疗特点是"巫医合一，神药两解"，原因是落后的封建社会时期，苗族人民信奉"鬼神"，很早就利用医药和巫术结合的方式来治疗疾病，例如化水术和禁咒术。苗医外治法中大多数治疗方式都起源于巫术，不仅带有神秘色彩，疗效也令人惊奇。例如滚（履）蛋疗法将生蛋、熟蛋置于病变部位来回滚动，通过介质的颜色判断疾病性质，具有简便效优的优点。巫术是苗族最早具有心理色彩的疗法，虽然难以用合理的科学理论解释，但不可否认的是，作为苗族人民信仰的特殊文化，巫术确实在早期与疾病的斗争中起到了功不可没的作用，苗医外治法的奇特疗法也是从中衍生，不断蜕变为脱离巫术形式、具备实用性的绿色疗法。

民间流传诸多关于苗族医药之源的传说，主要涉及"神农尝百草""蚩尤传神药""祝融传按摩强身术""苗药师祖""药王传医方"等早期医疗活动，通过口耳相传和文献记载传承至今。《淮南子·修务训》记载："古者民茹草饮水，采树木之实，食赢硫之肉，时多疾病毒伤之害，于是神农乃始教民播种五谷，相土地之宜燥湿、肥烧、高下，尝百草之滋味，水泉之甘苦，令民知所避就。当此之时，一日而遇七十毒。"《中国苗医史》记载："蚩尤懂得一百二十种药，人病了服药能治好，死了服药能复生，老了服药还能还童。数十年后，苗寨人丁发展起来。"这就是苗族历史上"蚩尤传神药，医治百病"的故事。传说，祝融在南方将按摩强身术传授给黎民百姓，从此，黎民百姓掌握了防病治病的方法，运用养生健体的独家按摩术以后，病痛减少，身体越来越强壮。在湘黔边区的苗族民间，流传着一首歌谣："一个药王，身在四方，行走如常，餐风宿露寻找药方。"相传有一位苗族药王，常年奔走苗族民间，据说药王爷爷每找到一味药，都要亲口尝一尝，感受药气在体内或周身窜行，气在人体哪个部位窜就判定药物能治疗那个部位的疾病。

苗药文化最早可追溯至神农尝遍百草，辨别药味，明辨性质，将药性分为毒、寒、温、平几种，治疗上以救死扶伤，救治各种疾病，令人起死回生为要。苗医的特征是融合鬼神与巫医，赋予药物以生灵能的属性，以治疗人体疾病。苗医认为万物皆有灵性，重视人与自然的和谐统一。苗医外治法也是起源于巫术，治疗原理也类似，展现了苗族医学初期的形态特点。

苗医历史源远流长，孕育出独具特色的民族文化及医药理论，自成一派，苗医历史见载于各种民间传说、古歌和文献典籍中，是苗族人民在长期与疾病斗争的过程中形成的特有的民族传统医学，可分内治法与外治法两大类。擅用外治法是苗医的一大特点。苗医外治法通过使用药物、蒸汽、器具或手法作用于人体体表而达到治疗各种疾病的目的，多具有疏通四大筋脉、通气散血、拔毒排毒、激发人体生理功能的作用，应用范围广泛，紧密地将绿色无副作用特点与诊疗疾病相结合，充分利用了大自然的优势。

第二节　苗医外治法的形成期

苗医外治法形成时期是 1703 年至 1840 年。苗族历经第二次大迁徙后，苗族医学在药物学、临床治疗学、预防保健和巫医疗法等方面都得到了全面的发展。苗医传统疗法已有两千多年历史，战国时代的楚国是以苗族人为主体的国家，此时期苗族医药的发展已达到相当高的水平。《神农本草经》是我国最早的一部药学专著，是秦汉之际，托名神农所著。书中收载了365种药物，据研究发现有120余种是兼用苗语记名的，占全书所载药物的1/3。屈原在湘黔苗地创作的《离骚》等著作，记录了申椒、女萝、三秀、玉英、石兰、牛腱、琼浆、蝮蛇等170多种苗药。《离骚》中曰："浴兰汤沐芳。"其中"兰"即秋兰，是指现在的泽兰。用泽兰沐浴治疗疾病，这是传统疗法的最早记录。《惜通》中记述了用"申椒、木兰、蕙草"组成治疗心绞痛的药方，该方符合"三生万物"及"阴阳三合"的原理。

《五十二病方》中还记载了一些无法用汉语解释的药物。如"答"这种药物，是苗语的名字，翻译过来就是"豆"的意思。该书将以寒热为主的疾病称为"痎"，就是带有疾病的意思，与苗语的"茄"同义。春秋战国时期的《灵枢经》，也有对现代"发热"症状的记载。发热在那个时代属于一种"热、温病"，其他古籍中记录有相同的症状，如发热、温病。《类经》对温病是这样记载的："阳气太盛，则阴气弗能荣也，故曰格。"苗语称发热为"格"。《左传》中有很多福安与苗医苗药的历史记录，如"齐侯疥，遂痁，期而不瘳"，苗语称疟疾为"痁"，该书是苗医最好的证明史料。

由于苗族没有发明文字，本民族没有史料记载，只能通过口耳相传，祖祖辈辈沿袭下来。苗族各个社会历史时期的划分并不是很明确，因此苗医药发展无明显的分期，但发展史上确实存在较长时期的"巫医合一"。春秋时期的汉族地区，巫术与医学已经出现彻底分离的态势；而经济、科学、文化上趋于落后闭塞的苗族地区，长久以来较为完整地保持了巫术与医疗共生的特点。苗族人民随着社会的不断更迭，对疾病的认识也愈来愈理性和深化，脱离了传统的"鬼神致病"观念，更新了诊疗疾病的方法和对病因的认识。例如，病因主要有风毒、寒毒、热毒、火毒等，诊察方法主要分为"望、问、按、触"四诊。通过诊疗思想的丰富，苗医对于防病治病、卫生保健进行了思考和改进，由浅入深，去粗取精，逐步形成了苗医诊断和治疗疾病的规范思维模式，例如"三十六症，七十二疾"初步归纳了人体的疾病种类。基于这一认识基础，苗族的医疗体系更加规范化，苗医外治法更加有针对性，能辨证求因，选取对应病症的疗法，有显著的疗效。

苗医在长期的医疗实践中创造了简、便、廉、效的治疗方法，其中外治法别具特色。最著名的有滚（履）蛋疗法、熏蒸疗法、化水疗法、发泡疗法、糖药针疗法、挑筋疗法、佩戴疗法、火针疗法、酒火灸疗法、烧药火疗法、放血疗法、药热敷疗法等20

余种，具有浓厚的民族特色；治疗妇产疾病方面，发明了"坐产分娩法"；治疗骨病方面，发明了"背椅法""悬梯移凳法""双胳膊悬吊法"；治疗脓肿的"打火针疗法""桐油点烧法"以及医武结合的"体育疗法"，无一不是苗族人民的智慧结晶，而且疗效显著。另外，分布于不同区域的苗族医生也各有所长，都掌握多种拿手技术。如镇宁、关岭、紫云等地的苗医外出行医时，除让患者内服使用苗药外，还会配合外治法治疗疾病，例如硫黄针、糖药针、膏药外敷、刮痧等。广西融水地区苗医喜将药物煮沸后让患者淋洗，用来治疗精神类疾病。根据苗族不同地区的生活方式和行为特点，各地苗医创造出了符合当地习俗的形态各异的外治疗法。

第三节　苗医外治法的成长期

苗医外治法的成长时期是从清代道光年间至中华人民共和国成立（1840—1949）。在这个时期，苗医逐渐引起人们的好奇与重视，越来越多的人想了解这个奇特的民族和有着诸多不可思议的苗医外治疗法。苗族医药深植于苗岭山区，蕴含极其深厚的苗族民族文化。结束半殖民地半封建化的统治后，中国确立了新的政治制度。苗族的医师通过借鉴其他民族的优秀医药知识和经验，逐渐将苗族医学的学科深入化。苗族文化也开始走向开放化，从而被人们熟知。中国苗族医药是由苗族东部、南部、西部三大医药文化圈组成的，三大苗族医药文化圈互相融汇，形成了独具特色的中国苗族医学区域和理论体系。外治法在这一时期也得到了充分的发展，吸收了各个民族的精华。在广泛的群众基础与医疗实践基础上，苗族医药理论与苗医对疾病的认识进一步深化。

外治法是用药物、手法或器具从体表治疗局部或全身性疾病的方法，外治法的内容非常丰富，使用范围也十分广泛，无论是内部或者外部疾病均可以使用外治法进行治疗。外治法是苗族医学的一大特色，具有"就地取材，随手行医"的特点。外治法的优势在于，在内服药疗效不佳的情况下，外治法可以激发脏腑的生理功能，还可以减少服药的毒副作用，使用方便，在药物匮乏的情况下也可使用，随时可以施治病患。昏迷的患者更适宜选用外治法进行治疗。另外，外治法有着绿色安全、简效易廉的特色，可以用于养生保健。

苗医外治法中的弩药针疗法、隔药纸火灸疗法用于治疗风湿性关节炎、肌肉萎缩、骨关节炎等病证；苗医熏蒸疗法用于治疗痹病和皮肤病之类的病证；一般配合使用生鲜药材，可以起到绝佳的治疗作用。苗族的刮治法是用铜钱、生姜块蘸桐油或菜油、药液，在脊柱两侧、四肢内侧等处进行刮治，从内向外、从上向下刮，力量适度，刮至出现暗红色瘀点或瘀斑即可。滚（履）蛋疗法有滚生蛋和滚熟蛋两种，将鸡蛋在病位来回滚动，使热力和药力透过皮肤入内，达到治疗冷病的目的。以上几种疗法都是苗族医生传统的治疗疾病的常见外治法，使用频率较高，操作方便，利于推广。苗医外治法来源于自然原生态疗法，凝结了历代苗医先辈的心血，疗效独特。在此时期，苗医吸纳和包容了更多的文化元素，逐渐形成了独立自主的治疗理念，兴起了到村到户为群众及乡亲诊疗疾病的热潮。

　　这一时期，苗医形成了"经、纲、病、症"四大理论形式。贵州黔东南地区的苗医将疾病总分为"冷、热"两纲，增加了"冷、热、快、慢、半边"五经对疾病病程的分类，补充了"三十六症，七十二疾"等病证。"三十六症"主要讲述的是内科或者严重疾病，"七十二疾"讲述的是外科及小伤科疾病。苗医对外科、儿科、妇科方面的疾病也认识更为深刻。苗医根据药性、病性来选择剂型，立法遣药组方上倡导对症下药，对疾病的治则主要是"以热治冷，以冷治热，以形解形"等规律。

　　在病因和诊断上，此时期的苗医对疾病有了更进一步的认识。他们认为季节的变化是疾病的主要发病因素，而不再坚持过去的"神鬼致病"的迷信思想。黔东地区的苗医认为"百病皆由胃起"。清朝时期，苗医对病因的认识程度已经上升到"风、寒、暑、湿"等因素，诊断方法也增加了"望、听、嗅、摸、脉"等诊察方法。通过局部联系整体的综合分析方法，苗医已经能够诊疗相对复杂的病症。在人体解剖学上，苗医也有独特的朴素认识，例如认为人体存在两大交环、人体分为九架组等学说。鸦片战争以后，随着商品经济的发展，苗药也出现了兴盛的局面。贵州向来资源丰富，盛产道地药材，苗药带动了贵州医药事业的发展。不同地区的苗族对药物和性能的划分虽有不同的依据和认识，但大致可将苗药的气味分为"酸、甜、辣、麻、涩、辛、淡"等七味。后来由于饱受压迫，出于保健和生存的双重需要，苗族形成了医武结合的特色疗法，在战争中发挥了出色的战斗作用。随着苗医对疾病认识的不断深入和苗医疗效的突出优势，苗医外治法逐渐走到了大众的眼前。虽然仍存在诸多疑问和未知，但人们正趋于认同和接纳这个别具一格的少数民族文化及其自身的医疗文化。

第四节　苗医外治法的发展期

　　苗医外治法的发展时期为 1949 年至今。中华人民共和国成立开启了苗族的现代史时期，揭开了苗族历史的新篇章，苗族人民走上了自己当家做主的康庄大道。政治上实现了民族平等，实行区域自治制度；经济文化上，昔日苗族地区的落后面貌被改变并取得了重大进步，发展的脚步持续加快。在党和人民政府的支持下，苗医药的发展迎来了历史性的曙光。随着民族政策和中医药政策的贯彻执行，尤其在改革开放之后，苗族医药进一步融入现代医学的发展进程中，苗医外治法也迎来了发展的大好时期。研究者进行了大量科学实验和药理试验，开发和应用广泛的苗药资源以及苗族医学的特色疗法并引入临床实践。苗族医药作为中医药遗产的重要组成部分，在民族政策的关怀下得到了充分继承和整理、发掘与发扬。全国第一次民族工作会议以后，民族医药的搜集、整理、研究工作在贵州展开；1954 年，党和政府加强发展中医药的指示有力地促进了中医药及各民族医药的发展；1955 年后，农业合作化的进程加快，苗族医师开始走进农村各级初级卫生组织，为广大农民服务，治疗多发病、常见病。

　　苗族药材是苗族医药文化的瑰宝。苗医外治法中普遍采用生鲜苗药配制成的特殊药液辅助治疗，苗药是不可或缺的一员。20 世纪 50 年代，贵州省卫生厅相继编撰了《贵阳民间草药验方录》《贵州中医验方秘方》两本苗医书籍。在苗族药的开发过程中，研究人员在黔东南州收集到中草药标本 1212 种、单验方 2831 个，贵阳市卫生健康委员会共搜集到民族民间秘验方 14544 个。贵州省中医药研究院与贵州中医药大学合作，相继承担多个民族药实验研究课题，开展了葎草花等药物的临床试验。杨济中医生在云岩区专设民间医疗诊疗分部，开展以苗药高乌头、博落回抗癌止痛、马齿苋抗菌抗风湿等临床疗效研究，并进行了规范，以便更好地宣传苗族医药以及外治法。20 世纪 60 年代末至 70 年代初期，全国范围内又掀起了第二次群众性的中草药运动，提出"大采、大种、大用中草药"等口号，为苗药提供了广阔的用武之地，各级医药卫生人员满腔热情地投入发掘应用中草药、民族医药的运动中。

　　改革开放以后，贵州苗族医药的发展更加生机勃勃，在国家方针的正确指引下，民族医药迎来第二春。民族医药被纳入《中华人民共和国宪法》，全民族都开始重视民族医药的发展、挖掘与研发。这些方针政策不仅加强了对医药的重视，更有利于提高民族自尊心、促进民族团结及巩固边防。贵州省卫生健康委员会和省民族事务委员会组织了全省性的以苗族医药为重点的民族医药调查研究与发掘整理工作。例如黔东南州陆科闽整理出苗族医的"两纲""五经""三十六症""七十二疾"的疾病认识模式。松桃县唐永江根据经验整理了苗医的"三十三胎症"及"四十九翻""八癀""十丹毒"等病症。苗族医生中广泛流传的"病有一百单八症"是对疾病最朴素和形象的表达。根据疾病属性又把疾病分为"经""症""翻""龟"等类别。广西苗医将人体证候分为七十二风症，用以辨别疾病在临床中表现的各种证候，通过对"七十二风症"的疾病诊断，相对应的有"七十二味药，三十六照火，二十四钳拿（穴位）"等治疗方法。根据湘西苗医大师龙玉六传授的录音资料，苗医把人体的疾病分为七十二症、三十六风，至今对临床治疗具有一定的指导意义。

根据相对完备的苗医理论体系，苗医外治法的使用范围更加扩大。现代研究表明，几种常见苗医外治法临床实践收效显著。例如苗医弩药针疗法在治疗风类疾病上确有专长，对坐骨神经痛、中风、神经根型颈椎病、腰椎间盘突出症、膝骨性关节炎等疾病都具有明显的消炎止痛良效；硫黄针能改善关节麻木肿痛、跌打损伤等伤科及冷、湿毒疾病，其中硫黄可以起到杀虫止痒的作用；苗医熏蒸疗法通过药物与热力的作用，促进机体新陈代谢，提高机体免疫力，有效缓解慢性疲劳综合征，并能加速毒素排泄等；刮治疗法配合黑骨藤追风液可以有效缓解颈肩部疼痛；外敷法对于颅内出血疾病效果较好；挑筋疗法通过挑出疾病反应点处的皮下纤维和脂肪，治疗近视、白内障、黄斑变性等眼部疾病等确有良效。

苗医外治法的研究还有很长的道路要走，民族兴则国兴。20世纪90年代以后，苗医外治法跟随苗医药的发展步伐，步入了兴盛时期。国家对民族医药与疗法尤为重视，更加有力地促进了苗族医药的研究开发，并提升了苗药的市场价值。苗药制剂和成药被科学合理地研发出来，在临床应用上已经取得成效，并在市场上开辟了民族医药的一片天地，取得了不可小觑的成绩。还有诸多民族药尚在开发中，苗医外治法也处于发展的进程中。为了实现疗法的科学性及规范性，还需要进行更多的临床试验，将"简、效、易、廉"的苗医外治法推广到临床各领域的疾病中，为更多的患者谋福祉。目前对外治法的探索不足，尚且需要更多的学者加入发展民族医药的队伍中，发掘苗医外治法的优势与潜力，验证其有效性，力图为民族医药在临床实践上的发展，开辟更加广阔的道路。

第三章　苗医针类疗法

第一节　针挑疗法
Dlis shouk ndeud（汞克科法）

【概述】

针挑疗法（汞克科法）是苗族先民最常使用的一种治疗方法，又称挑筋疗法。它源于《黄帝内经》中的挑砭法，是一种在皮肤的特定部位给予针挑刺激的独特物理疗法。因其具有简便安全、高效廉价、方法独特、适应证广等特点，逐渐得到推广，一直沿用至今。智慧的苗族先民们在长期不断的医疗实践中，逐渐发现在人体某一特定穴位或部位进行挑刺，可治疗众多疾病，这一疗法曾为保障广大苗族同胞的生命健康发挥了巨大的作用。

【治疗原理】

苗医理论认为："毒之内存必显于外，毒之所乱必有其根。"意思是毒存在于人体，会通过各种形式表现出来，毒在人体作乱，必然会有使其附着于人体的根存在，强调"毒"为百病之源。而针挑疗法的原理就是找准毒邪在人体体表处的"根"，用针将其挑断，根被挑断则毒自出，病自愈。通过挑刺的刺激，达到疏通经络、调理气血和机体功能的目的，从而引起体内一系列变化，加强局部血液循环，消除炎症，促进疾病的痊愈。

【功效】

针挑疗法具有祛毒散结、活血通络、改善气血瘀滞等作用。

【适应证】

本法适用于各种内科疾病（胃脘痛、头痛、面瘫、慢性腹泻等），痧证，骨科疾病（风湿病、肩周炎、颈椎病、强直性脊柱炎等），儿科疾病（小儿疳积、小儿麻痹、小儿消化不良等），各类眼疾（近视、早期白内障、干眼症、夜盲症、睑腺炎、飞蚊症、翼状胬肉、糖尿病眼病、眼底黄斑、眼底出血、甲状腺功能亢进引起的突眼等）。

【禁忌证】

1. 合并心脑血管疾病，肝、肾等严重功能障碍及精神疾病患者禁用。

2. 头面部禁用。

3. 大动脉所过处禁用。

4. 妊娠及哺乳期妇女禁用。

5. 有出血性疾病或出血倾向者禁用。

【操作方法】

1. 器材准备

（1）针具：大号缝衣针 1 枚。

（2）白色纯棉线 1 根，长约 50cm，用穿针器将线穿好。

（3）其他：75% 酒精棉球，干棉签、手套等相关材料。

2. 操作流程

术者左手固定用酒精棉球消毒好的穴位（反应点），右手持针，针体与皮肤呈 30°。稍用力将针尖压入穴位的皮肉内，用针反复挑之，挑出少量的白色纤维和脂肪，此时慢慢左右摇摆以牵拉其往外，直至扯断，或直接挑断。然后重复操作至挑不出白色纤维为止，最后挤压伤口出血 1～2 滴，用干棉球擦拭压迫止血即可。若需进行多次治疗时应另取穴位，也可于原穴位旁取之。

【意外情况及处理方案】

1. 晕针：立即停止治疗，使患者平卧，注意保暖。轻者仰卧片刻，予饮温水或糖水；重者在上述处理基础上，针刺水沟、内关、百会、关元、气海等穴；若仍不省人事、呼吸细微、脉细弱者，应采用急救措施。

2. 过敏反应：治疗部位偶有皮肤刺激或过敏，立即停止治疗。用生理盐水冲洗施术部位，症状无缓解且出现皮肤过敏反应加重者，予口服西替利嗪片 10mg 及相应的抗过敏治疗。

3. 血肿：若治疗部位出现微量的皮下出血致局部皮肤青紫时，通常不必处理，可自行消退。若治疗部位肿胀疼痛剧烈，青紫面积较大且影响正常功能活动，可先冷敷止血，再行热敷或局部轻揉，以促进局部瘀血的消散吸收。

【注意事项】

1. 挑筋的部位为苗医反复实践而总结出的特定区域，故应事先准确定位，不宜随意拟定治疗范围。

2. 挑刺时进针不宜太深，进针时针尖与皮肤的角度应在30°以下，切勿垂直进针。

3. 操作手法宜轻巧柔和，切忌粗鲁过急，若行二次挑刺宜偏离原穴，在其旁挑之。

4. 挑筋治疗会对皮肤有轻度的损伤，应注意消毒和术后的保护，术后4小时内不宜洗澡，防止发生感染。若挑刺部位皮肤本身有病变不宜进行挑筋治疗。

5. 治疗过程中注意观察患者的反应，如有不适，立即停止操作，密切注意血压、心率变化，积极救治。

6. 若出血不止，应及时给予止血，防止出血过多。

【现代医学研究】

1. 采用苗医挑筋疗法配合苗药烟油涂擦，治疗各类眼疾330例。患者经1～5个疗程治疗后基本痊愈194例，占58.8%；好转123例，占37.3%；未愈13例，占3.9%。总有效率为96.1%。

2. 黄国英以苗医穴位割脂法治疗小儿疳疾，临床观察140例，痊愈91例，好转38例，无效11例，总有效率92.14%。

3. 宁晓军等在局部选取穴位，配合经络辨证方法治疗肩周炎60例。其中痊愈39例，显效19例，无效2例，有效率为96.7%。

4. 文碧玲等选取胃俞、脾俞、肝俞、胆俞、大肠俞等背俞穴，利用挑刺治疗胃脘痛。痊愈30例，显效21例，有效15例，无效4例，有效率为94.3%。

【评述】

苗医针挑疗法是一项安全、疗效明显、副作用小的无毒性绿色疗法，易于操作，价廉效优，值得广泛推广应用。早在先秦的著述中，"苗"就是神农的最早传人之一，西汉时更有"古之医者曰苗父"的记载。苗族民间中流传着"千年苗医，万年苗药"的歌谣，苗医苗药源远流长，自成体系。苗医认为，人体由"四大筋脉"组成，筋脉遍布全身，是具有很高的敏感性的严密网络，是人体各种信息和物质的传导系统。因而对筋脉进行一定的刺激不仅能够起到局部的治疗作用，而且能够激发人体气血的运行而起到治疗疾病的作用。针挑疗法具有作用范围大、作用区域立体、操作时间短、简便易行、疗效可靠、无不良反应等诸多优势，有很好的临床应用价值。

【参考文献】

[1] 罗典，王兴桂.苗医外治法研究与临床应用概述 [J].亚太传统医药,2016,12（5）:28-29.

[2] 杜江，邓永汉，杨惠杰.苗医绝技秘法传真 [M].贵阳：贵州科学技术出版社,2010：108-109.

[3] 龙明豪，夏景富.苗医挑筋疗法配合苗药烟油涂擦治疗眼疾330例 [J].中国民族医药杂志，2015，21（5）：13-14.

[4] 黄国英.苗医穴位割脂法治疗小儿疳证140例临床观察 [J].中国民族医药杂志，1997（26）：21-22.

[5] 宁晓军，阮永队，郑智，等.针挑疗法治疗肩周炎的临床研究 [J].针灸临床杂志，2004，20（1）：25-26.

[6] 文碧玲，鄂建设.挑刺治疗背俞穴治疗胃脘痛70例 [J].中国针灸,2005,25（1）:63.

第二节　放血疗法
Zhaot nchangd ndeud（搅苍科法）

【概述】

放血疗法是苗医外治法中使用较为广泛的一种治疗方法。苗医认为，人体内脏本身功能失调会产生三元内火，即上元火疾在脑、心、肺，中元火疾在肚肠，下元火疾在肾、膀胱。另外，外伤如蛇、毒虫、疯狗咬伤以及情志活动失常所致气乱等因素均会导致机体阴阳失调而致病，因此在人体的血管明显处针刺放血，具有泄热、排毒、理气的功效。当遇到急性中暑、高热、发痧、暑热呕吐、感冒浑身困重、头昏脑涨的患者时，针刺特定穴位，排出少量血液，效果显著，操作简便，在苗医中广受推崇。

【治疗原理】

苗医认为，"无毒不生病，无乱不成疾"，毒可生乱，乱可致毒，毒为百病之源，本法属于排毒法的范畴。此法也包括了赶毒法，通过拍、抹、挤压等手法赶毒至四肢末端，然后在指（趾）尖放血排毒。苗医理论认为，血液无休止地流动导致致病毒素流传至全身或特定部位，指尖、舌下等是致病毒素聚集的部位，如今临床多选取面颊部、耳单穴或者多穴进行放血治疗。毒盛之时在特定部位进行放血排毒，会使毒素大为减少而有利于帮助人体的生灵能发挥营缮和排异作用，最终将毒素消除。

【功效】

苗医放血疗法具有很好的泄热、排毒、理气的作用，能舒通四大筋脉，通气散血，拔毒排毒，激发人体生理功能。

【适应证】

本法适用于各种由人体内脏本身功能失调而产生的三元内火之病，外伤如蛇、毒虫、疯狗咬伤，情志活动失常所致气乱，以及急性中暑、发痧、暑热呕吐、感冒浑身困重、头昏脑涨等情况。现多用于各类急症、痛症、发热等病。

【禁忌证】

1. 有传染性皮肤病者禁用。

2. 头面部禁用。

3. 大动脉所过处禁用。

4. 妊娠及哺乳期妇女禁用。

5. 有出血性疾病或出血倾向者禁用。

6. 合并心脑血管疾病，肝、肾等严重功能障碍及精神疾病患者禁用。

【操作方法】

1. 器材准备

（1）针具：缝衣针或瓦针 1 枚（瓦针即尖锐的破碎的瓷片或玻璃碎片，以细长、尖锐者为宜）。

（2）其他：75% 酒精棉球，干棉签、手套等相关材料。

2．操作流程

术者右手拇指、食指拿稳针具，用火焰或酒精消毒。认准放血点，手法要稳、准、狠、快、轻，如麻雀啄食一般，点啄穴位，使其渗出血液一至数滴即可。一般在指（趾）尖、指（趾）旁、肘窝、腘窝、水沟穴、舌下青筋等处点刺出血。最常用的部位为舌下和指（趾）尖。

（1）舌下放血法：让患者坐正，头部上仰，张开嘴并使舌往上翘。医者用瓦针或金属制的针具挑破舌下青筋使之出血一至数滴即可。舌下放血的选穴方法：以患者舌背面中轴线为基准，取舌背面前半部左右的对称点。针刺时应避开大静脉血管，只取小静脉血管旁边部位，如果有病变，以舌背面的乌黑点为要穴，若找不出可在金津玉液刺亦有效。

（2）指尖放血法：让患者端坐，医者站在患者侧面。医者双手一前一后从患者肩部往下拍打 20 余下，再用双手从患者肩部往下推赶挤压至指尖，叮嘱患者捏紧手腕部位，用线扎紧患者中指，取瓦针或金属制的针具刺破指尖（多于指甲背部）并挤压出血一至数滴即可。趾尖放血方法与此基本相同。

【意外情况及处理方案】

1.晕针：立即停止治疗，使患者平卧，注意保暖。轻者仰卧片刻，予饮温水或糖水；重者在上述处理基础上，可针刺水沟、内关、百会、关元、气海等穴；若仍不省人事，呼吸细微，脉细弱者，应采用急救措施。

2.血肿：若治疗部位出现微量的皮下出血致局部皮肤青紫时，通常不必处理，可自行消退。若治疗部位肿胀疼痛剧烈，青紫面积较大且影响正常功能活动，可先冷敷止血，再行热敷或局部轻揉，以促进局部瘀血的消散吸收。

【注意事项】

1.治疗前后严格消毒措施，防止感染。

2.治疗室保持整洁，温度适宜。

3.注意进针深度和时间，治疗部位交替进行，为治疗部位留足恢复时间。

4.过饥、过饱、年老体弱者和小儿慎用。

5.严格遵守操作程序，所选瓦针要锋利、尖细，手法要轻快，点啄要准确，每穴点刺后不渗血可反复操作 2～3 次，切忌过多点刺。

6. 切忌大刺、深刺，以防感染或出血过多，若出血过多应给予止血。

7. 治疗前向患者介绍放血疗法的操作方法、可能出现的不良反应，如局部渗血等要及时处理，消除患者疑虑。

8. 治疗过程中注意观察患者的反应，如有不适，立即停止操作，密切注意血压、心率变化，积极救治。

9. 本法不宜用于小儿，只宜用于成人患者。

【现代医学研究】

冉樊雄论述苗医放血割脂疗法包括放血法、针挑法。放血法适用于各种急症，多急救回阳用。

【评述】

苗医理论认为，致病毒素进入人体后靠血液传到全身或特定部位，于毒盛之时在特定部位进行放血排毒，能够很好地起到减毒、排毒的作用，最终将毒素消除。因此在人体的血管明显处针刺放血，具有很好的泄热、排毒、理气的功能。人体患病不离气血，气无形难以把握，而血有质容易明辨，故放血疗法的适应证及治疗部位比较明确，操作简单方便，效果显著，现今在临床上应用颇多。临床操作的疗效来源于理论指导，因此积极探索并实践属于苗医理论指导下的放血疗法具有重要意义。

【参考文献】

[1] 马莎，郭义 . 中国不同民族刺络放血疗法的比较研究 [J]. 天津中医药，2004，21（1）：35-37.

[2] 杜江，邓永汉，杨惠杰 . 苗医绝技秘法传真 [M]. 贵阳：贵州科学技术出版社，2010：89-91.

[3] 杜江，邓永汉，杨惠杰 . 中国苗医绝技秘法 [M]. 贵阳：贵州科学技术出版社，2014：105.

[4] 冉樊雄，周厚琼，王朝碧 . 苗族医药中的放血割脂疗法 [J]. 中国临床医生，2001，29（5）：53.

[5] 滕红丽，韦英才 . 民族医特色诊疗技术规范 [M]. 北京：中国医药科技出版社，2015：22-23.

第三节　弩药针疗法
Hnend chuax gongb ndeud（刮搽汞科法）

【概述】

弩药针疗法是苗医针类疗法中使用面较为广泛的一种治疗方法。本法源于古代苗族先民猎杀大型动物时，在弓弩上蘸取适量特殊配制的剧毒药物以快速猎杀的方法，这种特殊配制的药物被称为"弩药"。后发现，小剂量弩药具有祛风止痛之效，经反复实践进行减毒处理，改进工艺，用于治疗人体疾病，能达到以毒攻毒之效，治疗多种慢性顽固性疾病屡获良效。为了减轻药物毒性，一些地区的苗医在药物中加入蜂蜜，又称"糖药针"。因其制作简单、操作简便，疗效显著，一直被沿用至今。目前多在民间使用，多年来，弩药针疗法为边远贫困的苗族群众解除疾病发挥了重要作用，是苗医攻毒疗法的代表之一。

【治疗原理】

苗医认为，"无毒不生病，无乱不成疾"，毒可生乱，乱可致毒，毒为百病之源。自古苗医以擅长用毒而著称，毒药多偏性重、药效强，适当运用可起到"疗顽疾、起沉疴"的特殊疗效。弩药针疗法是在苗医攻毒疗法的理论指导下形成的一种通过"以毒攻毒"的方式来治疗顽疾的有效手段，特点是作用强、见效快。它是一种"从外治内"的治疗方法，主要是通过刺激筋脉、肌肉、关节，祛除毒素，促进人体生灵能的营缮性与护卫性的发挥，起到治疗局部或全身疾病的作用。治疗时使用适当的针具，抹上弩药液在选定部位进行针刺，并配以拔罐和涂药，成为一种特殊的复合外治疗法，在攻毒的同时还具拔毒、排毒之效。

【功效】

弩药针疗法具有祛毒散结、祛风止痛、疏经活血、通络开窍、化瘀消滞等作用。

【适应证】

本法适用于各种传统的风类疾病，如半边风、顺筋风、冷肉风、湿热风、麻木风等多种慢性顽固性疾病，现多用于风湿性关节炎、类风湿关节炎、三叉神经痛、骨质增生、腰椎病、颈椎病、肩周炎等疾病。

【禁忌证】

1. 过敏体质、有传染性皮肤病及对弩药配方相关药物过敏者禁用。

2. 操作部位皮肤破损、溃烂、瘢痕、水肿者禁用。

3. 合并心脑血管疾病，肝、肾等严重功能障碍及精神疾病患者禁用。

4. 头面部禁用。

5. 大动脉所过处禁用。

6. 妊娠及哺乳期妇女禁用。

7. 有出血性疾病或出血倾向者禁用。

【操作方法】

1. 器材准备

（1）针具：传统的弩药针是仿照苗族狩猎所用"弩"上的"箭"，由竹筷 1 支、缝衣针 1 枚、棉线 1 根制成。将竹筷折成约 15cm，从顶端中央劈开 2～3cm，将针体置入，留露尖端 2～3cm，然后用棉线将劈开的竹筷绑扎固定即可。传统的弩药针受民间制作材料的限制，短针较粗，数量较少，叩刺时不易控制深度和频率，且不易消毒保存。随着苗医药理论、方法的发展，苗医研究者对该法进行了改良，在相同原理指导下，多采用皮肤滚针、梅花针、电动微针等针具代替。

（2）弩药：弩药液是根据特定配方制成的，因传承不同而配方各异，但多以酒为溶剂。目前，根据现有文献中的弩药配方整理，常用的弩药液配方有如下六种。

配方一：三分三、草乌、川乌、独钉子、小霸王、土牛膝、红花蛇、雪上一枝蒿各 500g，麝香、蜂毒适量。(《中国苗医绝技秘法》)

配方二：川乌、草乌、断肠草、天南星、一枝蒿、半夏、半截烂等 30 多种药的鲜药汁风干浓缩成膏状，用时加酒或水稀释，并加入适量的虎尿、蜂毒。(《中国苗医绝技秘法》)

配方三：三分三、草乌、川乌、天南星、白龙须、独脚莲、蜈蚣、滚山珠、独钉

子、小霸王、土牛膝、雪上一枝蒿、红花蛇各500g，麝香、马蜂尿适量。(《苗医基础》)

配方四：蜂蜜63g，生草乌粉31g，生万年巴粉31g，露蜂房粉16g，半截烂粉16g，白酒156mL。(《苗医贵州民间方药集》)

配方五：半夏、天南星、草乌、半截烂、马蜂尿、魔芋、老虎芋、大马蜂各3g，共研末，泡蜜及酒备用。(《苗医贵州民间方药集》)。

配方六：大血藤50g，黑骨藤30g，草乌20g，白龙须15g，透骨香15g，米酒1500mL。(《民族医特色诊疗技术规范》)。

（3）火罐：根据治疗部位选择适宜的火罐个数，玻璃罐、竹罐均可。

（4）其他：75%酒精棉球、95%酒精灯、干棉签、手套等相关材料准备。

2. 操作流程

根据患者病情进行取穴，主要以局部疼痛点（天应穴）为主。先用75%酒精棉球进行消毒，用10mL灭菌注射器抽取10mL弩药液，在治疗部位涂擦适量的弩药液，同时给予按摩，以按揉法和点压法为主，待患者局部有热感为度。然后取弩药针蘸取少量弩药液，对所选部位做覆盖疼痛点进行点刺。再者点燃酒精棉球，在罐内迅速绕一圈，将罐迅速吸附于施术部位，10～15分钟后取罐，取罐后将污血擦净，再次涂抹弩药液。取穴与用罐的数量根据患者疼痛部位范围而定，通常选择穴位交替进行。一般情况下，两天一次，10天为一疗程。

【意外情况及处理方案】

1. 晕针：立即停止治疗，使患者平卧，注意保暖。轻者仰卧片刻，予饮温水或糖水；重者在上述处理基础上，可针刺水沟、内关、百会、关元、气海等穴；若仍不省人事，呼吸细微，脉细弱者，应采用急救措施。

2. 过敏反应：治疗部位偶有皮肤刺激或过敏，立即停止治疗。用生理盐水冲洗施术部位，症状仍无缓解且出现皮肤过敏反应加重者，予口服西替利嗪片10mg及相应的抗过敏治疗。

3. 血肿：若治疗部位出现微量的皮下出血致局部皮肤青紫时，通常不必处理，可自行消退。若治疗部位肿胀疼痛剧烈，青紫面积较大且影响正常功能活动时，可先冷敷止血，再行热敷或局部轻揉，以促进局部瘀血的消散吸收。

【注意事项】

1. 治疗前后严格消毒措施，防止感染。

2. 治疗室保持整洁，温度适宜。

3. 注意进针深度和时间，治疗部位交替进行，为治疗部位留足恢复时间。

4. 过饥、过饱、年老体弱者和小儿慎用。

5. 严格遵守操作程序，准确掌握弩药的毒性，以防中毒。

6. 治疗前向患者介绍弩药针疗法的操作方法、可能出现的不良反应，如局部渗血、皮肤过敏等要及时处理，消除患者疑虑。

7. 治疗过程中注意观察患者的反应，如有不适，立即停止操作，密切注意血压、心率变化，积极救治。

【现代医学研究】

1. 刘向阳将生草乌、白龙须、黑骨藤、透骨草、大血藤5味药物用酒泡制后减压浓缩制成流浸膏，再用0.9%氯化钠溶液配成弩药液。对弩药液进行药理毒理、安全性研究，结果表明弩药液安全使用剂量较大，对动物无皮肤刺激、过敏反应，可供临床试用，且该弩药液能抑制实验动物炎性因子白介素-1β（IL-1β）、肿瘤坏死因子-α（TNF-α）表达，具有较好的抗炎、镇痛作用。

2. 熊芳丽等将苗医弩药针疗法与针灸治疗治疗膝骨性关节炎（KOA）进行比较研究，分为治疗组与对照组各60例。结果显示弩药针疗法组有效率为86%，针灸组的有效率为76%（$P < 0.01$），治疗后两组膝关节液中的透明质酸（HA）及一氧化氮（NO）含量比较有显著差异，治疗组优于对照组。

3. 李成云龙等将90例颈型颈椎病患者随机分为苗医弩药针组、麦肯基（McKenzie）疗法组、苗医弩药针联合McKenzie疗法组进行治疗，每组各30例。结果显示三组的总有效率分别为80%、70%、93.33%，差异具有统计学意义（$P < 0.05$），且苗医弩药针联合McKenzie疗法组的疼痛视觉模拟（VAS）评分、现有疼痛强度（PPI）评分、疼痛分级指数（PRI）降低程度显著优于弩药针组、McKenzie组（$P < 0.01$）。

4. 刘向阳等采用弩药针疗法治疗10例神经根型颈椎病患者，结果显示总有效率达90%，说明该疗法可改善神经根型颈椎病的症状。

5. 王政等对苗医弩药针疗法治疗50例腰椎间盘突出症患者进行了回顾性研究，总有效率为96%，说明弩药针疗法能缓解腰椎间盘突出症的临床症状。

6. 何锦等研究温针灸联合苗医弩药对椎动脉型颈椎病患者经颅多普勒的影响，结果发现该疗法可改善患者的大脑供血，提高临床疗效。

【评述】

弩药针疗法是苗医常用的特色外治法之一，具有"疗顽疾、起沉疴"之效，其技法相对成熟，疗效确切，安全可靠，操作简便，价格低廉，易于被患者接受，同时，容易学习，易于推广。前期的临床和实验研究证明了弩药针疗法和弩药液具有显著的镇痛、抗炎、抑制炎症因子表达等作用，为临床使用弩药针疗法提供了科学依据。传统的弩药针在操作过程中，针具较粗，较难以控制针刺的深度而给患者带来疼痛，且一针多用，易导致交叉感染，从而降低了患者对此疗法的依从性，不利于其临床推广应用。现代苗医学者改良后的弩药针正好解决了这一难题。改良后的弩药针技术可在皮肤角质层上打开垂直可见的通道，给药快速、准确且不良反应小，并可根据患者局部皮肤的具体情况灵活调节弩药针的刺激频率和深度，且一次性针头避免了交叉感染。改良后的弩药针疗法仍需要进一步开展苗医理论与临床结合的系统研究，结合实验室指标进行客观评价，建立苗医弩药针治疗优势病种的诊疗规范及疗效评价标准，为苗医弩药针疗法临床推广应用提供客观依据。

【参考文献】

[1] 杜江，邓永汉，杨惠杰. 苗医绝技秘法传真 [M]. 贵阳：贵州科学技术出版社，2010：7-8.

[2] 滕红丽，韦英才. 民族医特色诊疗技术规范 [M]. 北京：中国医药科技出版社，2015：42-43.

[3] 吴晓勇，熊芳丽，肖淦辰，等. 苗医弩药针疗法研究概述 [J]. 中华中医药杂志，2017，32（8）：3626-3628.

[4] 付静，崔瑾，王兴桂，等. 贵州黔东南苗医弩药针疗法运用调查研究 [J]. 贵阳中医学院学报，2018，40（2）：63-66.

[5] 刘向阳. 苗医弩药针疗法的实验研究 [D]. 贵阳：贵阳中医学院，2009：1-3.

[6] 熊芳丽，冯斌，武红艳，等. 苗医弩药针疗法对膝骨性关节炎的临床研究及滑液含量的影响 [J]. 中华中医药杂志，2014，29（1）：306-308.

[7] 李成龙，王云龙，夏景富，等 . 苗医弩药针联合 McKenzie 疗法治疗颈型颈椎病临床随机对照研究 [J]. 亚太传统医药，2018，14（2）：9-12.

[8] 刘向阳，杜江 . 苗医弩药针疗法治疗神经根型颈椎病的初步探索 [J]. 中国民族医药杂志，2009，15（7）：39-40.

[9] 王政，杨豫川，王贵春，等 . 苗医弩药针疗法治疗腰椎间盘突出症 50 例临床研究 [J]. 中国民族医药杂志，2013，19（11）：17-18.

[10] 何锦，熊芳丽 . 温针灸联合苗医弩药对椎动脉型颈椎病患者 TCD 的影响 [J]. 云南中医中药杂志，2013，34（12）：57-58.

[11] 陈亦乐，孙明子，肖淦辰，等 . 改良型苗医弩药针疗法治疗膝骨性关节炎技术规范研究 [J]. 亚太传统医药，2015，11（4）：19-20.

第四节　硫黄针疗法
Liux huangx gongb ndeud（硫黄汞科法）

【概述】

硫黄针疗法是苗族民间普遍应用的一种针疗方法，在我国西部苗族医学中应用尤其广泛。本疗法用于治疗风湿寒性关节痛、风湿麻木、跌打损伤、风湿瘫痪，特别是冷毒、湿毒为主的冷骨风、麻木风等有较好疗效。中药研究亦表明，硫黄是一种矿物质，味酸，性燥，属有毒之品，硫黄升华后可通透走窜搜剔，并能够杀虫止痒，祛逐冷毒。硫黄针疗法在贵州苗寨中因其操作简单、经济实惠，深受广大医者和患者喜爱。

【治疗原理】

苗医对毒的治疗极为重视，所以常采用祛除致病之毒作为治疗疾病的主要原则，以此来达到治疗疾病的目的，这是苗医治疗学的重要内容之一。硫黄针疗法就属于祛除致病之毒的一种方法。本法选用适当的针具，同时辅以硫黄在选定部位进行针刺，通过针的刺激和硫黄的温热作用以刺激四大筋脉，排出毒素，促进人体生灵能的护卫性和营缮性的发挥，进而祛除冷毒、湿毒、风毒而达到治疗相应疾病的目的。硫黄性热，走中、里两关，长于治风毒、逐冷毒，其熔融状态使药性更强且能融合其他药物。

【功效】

硫黄针疗法具有祛风除湿、解毒止痛、杀虫止痒等作用。

【适应证】

本法适用于治疗偏瘫、风湿麻木、关节疼痛、外伤肿痛等冷毒、湿毒所致关节疼痛。

【禁忌证】

1. 操作部位皮肤破损、溃烂、瘢痕者禁用。

2. 头面部禁用。

3. 大动脉所过处禁用。

4. 妊娠及哺乳期妇女禁用。

5. 有出血性疾病或出血倾向者禁用。

【操作方法】

1. 器材准备

取缝衣针 1 枚，将针尾插入筷子头内，留出长约 1.5mm 的针尖扎紧备用，首先将针头置于酒精灯上加热消毒；取适量硫黄，放在一粗瓷碗内加热，等硫黄熔化后用针尖蘸取使用。硫黄中亦可根据病情适当加入一些其他药物。

2. 操作流程

先在治疗部位严格按照术前消毒法用白酒或者酒精进行消毒，然后用选取的针具蘸取上步中已经呈熔融状态的热硫黄，再加热，当针头上出现蓝色火焰，伴有特殊气味时，迅速点刺患者患病之处或者选定的其他穴位。该种疗法对所选用的穴位有严格要求，一般多是阿是穴，根据患处大小用针点刺数针或者数十针不等，且治疗后必须严格消毒。该疗法每天使用 1 次，以 7 天为 1 个疗程。

【意外情况及处理方案】

1. 过敏反应：部分患者出现皮肤刺激或者过敏反应时应即刻停止治疗，然后可用生理盐水冲洗手术部位，如果症状仍未缓解或过敏进一步加重，可进行相应的抗过敏治疗。

2. 血肿：采用该疗法有可能会出现血肿。若治疗部位出现微量的皮下出血而表现出局部皮肤青紫，一般不必处理，可自行消退。若局部肿胀疼痛较剧，青紫面积大者，可先冷敷止血，再做热敷以促进局部瘀血消散吸收。

【注意事项】

1. 采用该疗法进行治疗前后均应严格消毒，以免患处发生感染。

2. 治疗诊室应安静整洁，温度适宜，以防感冒。

3. 刺针时严格掌握好深度和时间。

4. 若患者年老体弱多病、一般情况差，应慎用。

5. 对于一些重要穴位如百会、膻中等处要慎用。

6. 应严格掌握适应证。

7. 因硫黄易污染周围环境，故在使用后应慎重处理。

【现代医学研究】

1. 张志宏采用硫黄针疗法治疗尖锐湿疣 24 例，临床观察发现：对于疣体小于 15mm 的患者，行单纯硫黄针烧灼治疗，丘疹型一次即可，菜花型需重复烧灼；对于疣体大于 15mm 的患者，局部麻醉后用小剪刀于基底部剪除，在创口上行无创伤缝合一针，再将周围小疣烧灼即可；对于多发疣体患者，手术切除后再行烧灼，同时内服清疣汤，外用熏洗剂。结果显示显效 21 例，有效 3 例，无效 0 例，总有效率达 100%。

2. 刘向阳在总结几种苗医常用外治法的临床应用情况的文章中指出，硫黄针疗法适用于风湿麻木、跌打损伤以及风湿瘫痪等患者。

3. 裴凌鹏在苗族针疗及其社会作用探究的文章中指出，硫黄针疗法的原理是通过针的刺激和硫黄的温热作用，刺激四大筋脉，祛除冷毒、湿毒、风毒，促进毒素排出，加快人体功能的恢复，发挥其自我保护作用，可以治疗偏瘫、风湿麻木、关节疼痛、外伤肿痛等冷毒、湿毒所致疾病。

4. 杨华等运用苗医烧硫黄针法治疗带状疱疹神经痛验案表明，该法具有祛毒解毒、宣散气血、舒筋通脉止痛的功效。

【评述】

由于历史上苗族长期处于不安定的迁徙过程，苗族人多居住在偏远环境中，受历史环境及生产力限制，治疗所用器具多简单粗陋，治法操作简单，毒副作用小，在当地群众中接受度较高，硫黄针疗法就是其中代表。主药硫黄被人们认识并用于临床治疗疾病已有两千多年的历史，但因硫黄有毒，故内服者很少，大多数为外用。硫黄属热性，入冷经，将其燃烧后趁热使用是本法充分发挥祛逐冷毒疗效的特点。虽然该疗法因其操作简单、经济方便，得到民间广大医者和患者的青睐，但近年来的研究文献较少，尚缺乏对该疗法的标准化和规范化研究，值得进一步深入研究。

【参考文献】

[1] 周文泉.新编中医临床手册[M].北京：金盾出版社，1998：680.

[2] 杜江，邓永汉，杨惠杰.苗医绝技秘法传真[M].贵阳：贵州科学技术出版社，2010：8.

[3] 张志宏，唐晓敏，刘毅.硫黄针疗法治疗尖锐湿疣24例临床观察[J].贵州中医药大学学报，2000，22（1）：47-48.

[4] 刘向阳，杜江.几种苗医常用外治法的临床应用情况[J].中国民族医药杂志，2007，13（7）：31-32.

[5] 裴凌鹏，蒋沐林，依香叫.苗族针疗及其社会作用探究[J].中国中医基础医学杂志，2014，20（7）：960-961.

[6] 杨华，肖淦辰，黄慧，等.熊芳丽教授运用苗医烧硫黄针法治疗带状疱疹神经痛验案举隅[J].中国民族民间医药，2020，29（1）：81-82，99.

第五节　打火针疗法
Bes gongb deul ndeud（捣头汞科法）

【概述】

打火针疗法广泛应用于贵州、湖南、广西等以苗族聚集区为主的地方，是当地苗族医生在外科中常常使用的一种手术方法。因为使用时先把针具烧红再刺入患者患病处，所以被称为"打火针"，在苗族中被称为"宝夫珍"，意思就是用烧红的针给患者打针。此法是苗医用来治疗阴性疔、癀、疱等疾病，并作为治疗脓疱（深部脓肿）的一种常用的排脓引流的方法。因为打火针疗法具有经济、简便、易操作且效果佳等优势，而且打针形成的通道不易闭合，有利于排脓，至今仍被许多苗族医生使用。

【治疗原理】

苗医认为阴性疗、瘰、疱等疾病多因为毒气或者毒脓积聚在一起，尤其是冷性的疗、瘰、疱类局部病变，皆由冷毒和湿毒积聚所致。故针对该种冷性疾病，当选温热之法以达到祛逐冷湿毒气的效果。打火针疗法使用的火针乃纯阳之器，因此疗效最佳。打火针疗法使用的器具一般比较粗且长，经烧灼后一方面可消毒预防感染，另一方面可为毒气、脓汁留下排出的通道，从而达到解毒疗病的目的。

【功效】

打火针疗法具有活血通经、解毒排毒、温经止痛等作用。

【适应证】

本法适用于治疗深部毒素无法排出而引起的肿块、疗、瘰（以阴性者为主）以及局部的脓肿，现多用于化脓性感染等疾病。

【禁忌证】

1. 皮肤薄弱或神经分布密集的部位禁用，以免造成血管或神经损伤。
2. 头面部禁用，以免留有瘢痕。
3. 发热病证禁用。
4. 年幼患者不宜使用。

【操作方法】

1. 器材准备

取长度 9 ～ 15cm 的针具 1 枚，9cm 长的小竹筒 1 根（竹筒内要容得下针具的宽度）。针具的大小可根据病灶的大小来决定，小病灶可选用小型的火针，比如大号的缝衣针，将针尾插入到木柄中即可。

2. 操作流程

先将针具用麻线或者布条进行缠绕并绑紧，穿过竹筒，医者根据经验判断针头露出的部分是否能够达到所需的长度或者达到脓腔的深度，如果仍长，可在针柄再缠绕几道线，若过短则须解去几道线，以恰好达到脓腔为止。然后将针具放在炭火中烧灼。穿刺前应先在要穿刺的部位进行标记，手术者左手拿竹筒顶在要穿刺的部位，右手持已烧好的针具一次性刺破脓壁，直达脓腔，然后即刻退针，若要引流通道大些，稍停针一两秒，再退针，之后手术者双手挤压脓包进行排脓，或者用生理盐水冲洗脓腔。治疗时，根据疗、癀的大小来估计疗、癀顶端与根部的距离，可用特制的"卡子"卡在针具适当的部位，避免针具刺入过深造成过度伤害，然后将烧红的针速从疗、癀顶端垂直刺入，迅速退出。

【意外情况及处理方案】

1. 过敏反应：部分患者出现皮肤刺激或者过敏反应时，应即刻停止，然后可用生理盐水冲洗手术部位，如果症状仍未缓解或过敏进一步加重，可采用相应的抗过敏治疗。

2. 血肿：采用该疗法有可能会因刺入过深导致局部血肿，若治疗部位出现微量的皮下出血而出现局部皮肤青紫，一般不必处理，可自行消退。若局部肿胀疼痛较剧，青紫面积大者，可先冷敷止血，再热敷以促进局部瘀血消散吸收。

【注意事项】

1. 避免刺入过深造成患处损害或者过浅未达病所。

2. 避免感染，注意术后严格消毒。

3. 刺针时动作迅速，选脓肿最薄处进针，以免过度伤害组织，也便于尽快排脓。

4. 尽量避开血管、神经，以免发生意外。

5. 穿刺时要快、准、狠，以免增加患者不必要的痛苦，或者因通道过大过深，患者伤口难以愈合。

6. 术前要和患者做好沟通，让患者在术中轻松应对，配合治疗。

7. 施术过程中防止烫伤其他部位。

【现代医学研究】

1. 冉懋雄指出火针疗法是将长针灼烧后刺入患者患处，使之排出脓液或者死骨后清洗，此法具有强烈的刺激作用，热证及年幼患者不宜使用。

2. 刘向阳在总结几种苗医常用外治法的临床应用情况的文章中指出，打火针疗法适用于各种类型的疗癀。

3. 某患者双手手掌背面泛发寻常疣，从指甲后至腕关节可见疣体100余个，疣顶呈花蕊状，夏景富用火针刺母体疣丛，中央1针深至疣体根部，四周刺4针，针尖斜向中心点根部。经过3次治疗，1个月后疣体全部脱落，皮肤未留瘢痕。

【评述】

传统苗医善于外治，针疗法占据重要位置，其中又以打火针疗法为代表。苗族针疗文化根植于苗族朴素自然的"天人合一"信仰，强调万物有灵、人与自然和谐相处的观念，对于人们应对现代社会生活压力、防病治病等方面有很好的借鉴价值。苗医针疗理论以毒学说为指导，认为"百物皆有毒，无毒不生病，无患不成疾"，而毒素有内毒、外毒之分。外毒包括风毒、湿毒、冷毒、热毒等自然界产生的毒；内毒则是指人体内部的筋脉、血管、脏器每天运作产生毒。当人体健康、功能协调，各种毒素能够互相调节、互相制约，不会产生中毒的现象；反之，毒素积聚不能排解，则导致疾病产生。此时，打火针疗法可以达到排毒、活血、通经的治疗目的，更为现代处理类似疾病提供了新的视角。

【参考文献】

[1] 杜江，邓永汉，杨惠杰.苗医绝技秘法传真 [M].贵阳：贵州科学技术出版社，2010：77-80.

[2] 裴凌鹏，蒋沐林，依香叫.苗族针疗及其社会作用探究 [J].中国中医基础医学杂志，2014，20（7）：960-961.

[3] 冉懋雄，周厚琼，王朝碧.苗族医药中的针疗 [J].中国临床医生，2001，29（6）：61.

[4] 刘向阳，杜江.几种苗医常用外治法的临床应用情况 [J].中国民族医药杂志，2007，137（7）：31-32.

第六节　擂火神针疗法
Sob deul shenx gongb ndeud（锁斗棱汞科法）

【概述】

擂火神针疗法是贵州苗医特有的一种外治法，由药疗、针疗和火疗三部分组成，通过对穴位和施术部位的强热刺激以及药物成分的双重作用，而达到祛风除湿、疏经活络、散瘀止痛的良好效果。因其制作简单、操作简便、疗效显著，一直被沿用至今。目前多在民间使用，多年来为边远贫困的苗族群众解除疼痛类疾病发挥了重要作用。

【治疗原理】

擂火神针由多根 1.3mm×50mm 缝纫针与黑骨藤、透骨香、小血藤等苗药组成，将针与苗药一起包裹在棉布内，后用麻绳捆紧。用擂火神针蘸取点燃的纯天然桐油，不断刺激局部皮肤，将针、药、火三法的优势融为一体，充分发挥经络腧穴、温热、针灸、燃烧药物的四重互伍作用，从而达到祛风散寒、活血化瘀、通络止痛的目的。针、药、火的结合能有效抵御外邪，祛邪外出，并能温补经筋、扶正助阳、改善周围组织血液循环，提高机体免疫力。

【功效】

擂火神针具有祛风除湿、疏经活络、散瘀止痛等作用。

【适应证】

本法适用于各种半边风、顺筋草、冷骨风、冷肉风、麻风病等多种慢性顽固性痹证、痛证，即西医学所说的颈、肩、腰、腿痛疾病，肩背肌筋膜炎，慢性腰肌劳损，膝关节痛等因风寒湿邪及外伤所致者或人体内虚弱性疾病，慢性疲劳综合征等疾病。

【禁忌证】

1. 急性严重疾病、接触性传染病、严重心脏病、心力衰竭者禁用。

2. 皮肤高度过敏、传染性皮肤病、皮肤溃烂者禁用。

3. 眼、耳、口、鼻等五官孔窍部疾患禁用。

4. 头面部禁用。

5. 忌内服。

【操作方法】

1. 器材准备

（1）器具：1.3mm×50mm 缝纫针若干，与蛙莽塞（黑骨藤）、透骨香、咪沙（小血藤）、加九留（四块瓦）等苗药，外用棉布包裹，后用麻绳系紧在木棒一段，使之不脱落。

（2）药液：采用纯天然桐油或黑骨藤追风液（秘方）。将贵州当地纯天然野生植物桐籽直接冷榨而成，保留了桐油药用的营养成分，具有清热解毒、保湿润肤的功效。

（3）其他：火柴或打火机、95%酒精、医用棉签。

2. 操作流程

准备好所需药物及器具，充分暴露需要治疗的部位；将适量桐油或黑骨藤追风液倒入治疗盘中，用火点燃；用擂火神针快速蘸取点燃的桐油或黑骨藤追风液，可见擂火神针一端表面有火焰，并用适当的力量快速分散敲打治疗部位，呈"蜻蜓点水"状，持续10～15分钟，直至患者局部有透热感，以舒适为度；清洁患处，治疗结束。结束治疗后嘱患者注意患部保暖，让患者稍事休息后再离开。每日1次，10次为1个疗程，疗程间休息2～3天。

【意外情况及处理方案】

1. 过敏反应：治疗部位有皮肤刺激或过敏，立即停止治疗。用生理盐水冲洗施术部位，症状仍无缓解且出现皮肤过敏反应加重者，予口服西替利嗪片10mg及相应的抗过敏治疗。

2. 血肿：若治疗部位出现微量的皮下出血致局部皮肤青紫时，通常不必处理，可自行消退。若治疗部位肿胀疼痛剧烈，青紫面积较大且影响正常功能活动，可先冷敷止血，再行热敷或局部轻揉，以促进局部瘀血的消散吸收。

【注意事项】

1. 治疗前后严格消毒，防止感染。

2. 所有操作都要以患者能够轻松承受为度，不应造成保护性肌紧张。

3. 过饥、过饱、年老体弱者和小儿慎用。

4. 在治疗过程中，药针要快速分散敲打在治疗部位，避免酒火留滞于一个部位而烧伤患者的皮肤；每次蘸取的桐油不宜太多，以免烫伤患者皮肤，更不可将桐油直接倒在患者患处。治疗后立即将桐油熄灭；若不慎出现烧烫伤，按外科烧烫伤常规处理。

5. 治疗前向患者介绍擂火神针疗法的操作方法、可能出现的不良反应，如局部渗血、皮肤过敏等要及时处理，消除患者疑虑。

6. 治疗过程中注意观察患者的反应，若出现头晕、胸闷、恶心呕吐、肢体发软、冷汗淋漓，甚者瞬间意识丧失等现象，立即停止治疗，密切观察生命体征，积极救治。

7. 治疗完毕后建议患者休息10分钟左右再离开。

【现代医学研究】

1.包喜文等观察黑骨藤追风活络胶囊对胶原诱导性关节炎（CIA）大鼠的关节炎症的缓解作用及对血清白细胞介素 -1β（IL-1β）、干扰素 $-\gamma$（IFN$-\gamma$）、白细胞介素 -15（IL-15）表达水平的影响。实验结果显示，黑骨藤追风活络胶囊组大鼠关节炎指数（AI）均较模型组大鼠有所缓解（$P < 0.01$），黑骨藤追风活络胶囊组大鼠 IL-1β、IFN$-\gamma$、IL-15 水平均显著低于模型组（$P < 0.05$ 或 $P < 0.01$）。实验表明黑骨藤追风活络胶囊可在一定程度上抑制 CIA 大鼠的促炎因子分泌，缓解关节炎症。

2.莫礼华等应用隔苗药黑骨藤追风液纸火法治疗 60 例急性期肩周炎。60 例患者中临床治愈 38 例，显效 12 例，有效 10 例，无效 1 例，总有效率 96.9%。其中 1 个疗程治愈 40 例；2 个疗程治愈 11 例，显效 9 例。说明隔苗药黑骨藤追风液纸火法治疗急性期肩周炎效果明显，疗效确切。

3.李嘉杰观察黑骨藤追风液外搽配合推拿对腰肌劳损患者的临床疗效的影响。将 50 例患者随机分为 2 组。其中对照组 20 例，予单纯常规推拿治疗；治疗组 30 例，在对照组治疗的基础上加用黑骨藤追风液外搽。治疗后结果显示，治疗组临床症状、体征均有显著改善，与对照组比较，差异有显著性意义（$P < 0.05$）；两组腰部酸胀疼痛及晨起痛均有改善，治疗组较对照组改善则更为显著。说明加用黑骨藤追风液外搽治疗腰肌劳损可明显改善临床症状、体征，其疗效优于单纯推拿治疗。

【评述】

擂火神针疗法是苗医常用的特色外治法之一，其疗法既有针的开行作用，又有火的温热作用、药的渗透治疗作用，三法合用具有疏经通络、祛风除湿、活血化瘀、鼓动阳气、健运气血之功，使得筋脉、气血得以通调，对于顽固性疼痛、慢性疼痛、冷痛等具有良好的疗效。同时，擂火神针疗法容易学习，易于推广，其使用的药液具有显著的镇痛、抗炎、抑制炎症因子的表达等作用，为临床使用擂火针疗法提供了科学依据。但是目前专门针对擂火神针的基础研究和临床研究还比较少，对于擂火神针疗法仍需要进一步开展苗医理论与临床结合的系统研究，结合实验室指标进行客观评价，建立苗医擂火神针疗法治疗优势病种的诊疗规范及疗效评价标准，为擂火神针疗法临床推广应用提供客观依据。

【参考文献】

[1] 包喜文，李振英，吴霞，等.黑骨藤追风活络胶囊对胶原诱导性关节炎大鼠 IL-1β、IFN-γ、IL-15 的影响 [J].中国中医急症，2018，27（2）：293-295，308.

[2] 莫礼华，王兴桂.隔苗药黑骨藤追风液纸火法治疗急性期肩周炎临床体会 [J].中国民族民间医药，2017（20）：96-97.

[3] 李嘉杰.苗药黑骨藤追风液外搽配合推拿治疗慢性腰肌劳损 30 例 [J].云南中医中药杂志，2010，31（11）：19-20.

第四章　苗医灸类疗法

第一节　发泡疗法
Deuf muak ndeud（发窟科法）

【概述】

发泡（疱）疗法即中医的天灸疗法，是指将药物敷于患处或穴位处，通过药物对穴位或痛点的特殊刺激，使局部皮肤充血发红，甚则起疱，以激发经气、调和气血进而防治疾病的一种外治法。其作用机制是刺激性药物作用于局部腧穴及皮肤，通过皮肤的应激反应、药物－经穴效应、神经－内分泌－免疫系统的作用，对机体起到整体调节作用，增强机体的免疫力和抵抗力。天灸的定义分为广义和狭义，广义是指穴位药物贴敷疗法，狭义则是指其中的发疱灸法。发泡疗法疗效持续时间较长，减少了治疗次数，具有独特的优势与前景。

【治疗原理】

《理瀹骈文》明确指出："借生药、猛药、香药开结行滞……"天灸疗法通过将特殊调配的药物贴敷于患处或特定的腧穴，借助药物持续不断地刺激局部部位及腧穴，通经入络，能够激发经气、疏通经络、调和气血，最终达到阴平阳秘以治病、防病的目的。天灸的临床疗效是药物和经络腧穴相互作用的结果，既可改善患者症状，又可振奋患者体内的正气以抗邪。

【功效】

发泡疗法具有祛邪通络、清热解毒、止痛消肿之功效。

【适应证】

此法多用于哮喘、强直性脊柱炎、急性胃肠炎、类风湿关节炎、关节肿痛、漏肩风、网球肘、慢性腰痛等，也可用于妇女原发性痛经、牙周病、口眼㖞斜、肝炎、疟疾、小儿消化不良、过敏性鼻炎、慢性支气管炎等。

【禁忌证】

1. 身体不适时或合并严重心脑血管疾病，肝、肾等内脏疾病及肿瘤的患者。

2. 妊娠期妇女、正处月经期且量大者及血证者禁用。

3. 皮肤对药物特别敏感者及皮肤表面有破损、溃烂、瘢痕、水肿者禁用。

4. 由于婴幼儿发育未完全，全身皮肤仍细嫩，此法药物刺激性强烈易灼伤皮肤。建议 3 岁以下婴儿慎行，减少贴敷时间至半小时左右即可。

5. 头面部禁用。

6. 新近外感发热和阴虚发热等发热患者禁用。

【操作方法】

1. 根据病情选定方药。

配方一：山乌龟或刺萝卜枝叶等苗药研末捣烂调配备用。

配方二：斑蝥 10g，放入 75% 的酒精 50mL 中浸泡 7 天，将浸出液过滤后备用。

配方三：打破碗花花的嫩叶等适量，捣烂揉团（如小指大小）备用。

2. 根据不同的病情选用不同的穴位，多选阿是穴。

3. 嘱患者摆好可充分暴露已选择腧穴的体位，并予以严格局部消毒。

4. 将方药敷于消毒部位并用消毒纱布包扎敷药处 3 ～ 5 层，最后用胶布固定，避免药物从中脱落。

5. 敷药数小时后由于所敷药物的刺激性及长时间的持续刺激，患者可能感觉局部皮肤潮红，渐而有灼痛感、蚁走感，此属于正常现象，可选择忍耐一段时间；当灼痛感剧烈难以忍受时，须立刻取下所敷的药，用消毒纱布包扎好患处，或选择一直径约 3cm 的消毒瓶盖将其覆盖，最后用胶布或绷带固定，防止伤处破溃。为防止感染，忌用清水冲洗伤口，保持患处干燥。

6. 将药取下之后，一般可见患处皮肤表面有些许红肿，患者自觉胀痛。伤处皮肤 6 ～ 12 小时后逐渐起疱，初起可能为小米粒或黄豆般大小，而后体积增大，最终形成一个体积为原来 2 ～ 3 倍的大水疱。此时嘱患者放松心情，切勿私自处理。医者观察水疱内液体充盈、表皮胀满绷紧时，可选择用已消毒的注射针具挑破水疱并吸去疱液，严格消毒后用甲紫溶液涂抹。

7. 伤口愈合时伤处皮肤表面及周围可产生瘙痒，此时嘱患者禁止抓挠，避免伤口感染。待伤口处结痂自行脱落，患处因色素沉着可见皮肤呈紫红色，色素消退后局部皮肤颜色将逐渐变浅变淡，最后与周围皮肤颜色相同。发疱处的皮肤愈合复原后，可根据病情需要进行再次发疱。

【意外情况及处理方案】

1. 药物中毒：所配制的发疱药为外用药，多有腐蚀性和刺激性，故严禁口服和乱敷；若不慎口服，应立即催吐并送医院进行处理。

2. 皮肤过敏：若治疗部位有皮肤异常刺激或出现过敏现象，应立刻停止治疗。充分暴露施术部位，选用生理盐水进行严格冲洗。若症状仍无明显缓解、好转，甚则加重者，予口服西替利嗪片 10mg 及相应的抗过敏治疗。

3. 皮肤感染：若发疱处皮肤破溃处理不慎感染，应注意局部清洁及保持伤口干燥，可选用紫草油、烫伤软膏外敷，并用消毒纱布包扎以防止再次感染，必要时前往皮肤科就诊。

【注意事项】

1. 很多疾病需在颈部、腹部、腰部、腿部进行治疗，故嘱患者治疗时着装应选择宽松衣物。

2. 贴药后，患者因体质及耐受性不同会有不同程度灼热感，此时须以自身感觉和耐受程度为准，不应强求贴敷时间。若觉局部热痛明显，应及时将药物去掉，避免过度损伤皮肤。若不慎出现局部皮肤感染、过敏等应及时就诊处理。

3. 贴药期间，忌生冷、辛辣等刺激性食物，忌鱼、虾、牛肉、羊肉等易致敏食物。勿洗冷水浴。

4. 年老体弱者和小儿慎用。

【现代医学研究】

暂无此疗法的现代医学相关研究。

【评述】

发泡疗法用药物刺激局部的皮肤组织，使药物的有效成分通过经络直达内在脏腑，发挥综合调节作用。发泡疗法不仅仅是穴位作用和药物作用的相加，而是通过刺激皮肤产生应激反应、药物与腧穴的双重效应、网络调节系统的共同作用，对机体起到整体调节作用。发泡疗法具有适用范围广泛、使用方法简便、治疗效果显著、毒副反应少等特点，但其目前临床运用相对较少。如何创新，如何推广，提高患者对发泡疗法的接受度等问题仍有待解决，需要我们进一步的努力。

【参考文献】

[1] 黄超凡，王映峰，张江松，等.浅议天灸疗法作用的三大途径 [J].上海针灸杂志，2018，37（1）：101-103.

[2] 黄杏贤，于海波，刘永锋.天灸发展的思考 [J].新中医，2015，47（9）：258-259.

[3] 杨小辉.发泡疗法治疗膝关节炎 45 例临床观察 [J].世界最新医学信息文摘，2017，17（91）：201.

[4] 杜江，邓永汉，杨惠杰.苗医绝技秘法传真 [M].贵阳：贵州科学技术出版社，2010（2）：36.

第二节　火烧疗法
Deul droud ndeud（斗憋科法）

【概述】

火烧疗法，亦称火烙疗法，在湘西和黔东北一带又称为比叨哦疗法，是苗医治疗外伤伤口的最常用方法之一。即取用烧红的火子（炭火）点烧小伤口，相当于电烙，可以止血、止痛、消炎。本方法看上去比较原始，但操作简单，在意外情况及缺乏医药的情况下不失为一种有效的方法。

【治疗原理】

本法是以火焰的瞬时高温杀灭外来毒素并起到一定的止血作用。一般情况下伤口容易受到细菌、病毒侵入而引起感染，而这些感染源对瞬时高温的抵御能力较差，及时使用此法有较好的防感染效果，但对伤口造成一定的损害。

【功效】

火烧疗法具有止血、消炎止痛、祛瘀生新的作用。

【适应证】

此方法适用于竹签刺伤、刺藜刺伤等相对浅表的伤及未被感染的外科、皮肤科疾病。

【禁忌证】

1. 合并严重心脑血管疾病，肝、肾等内脏疾病及肿瘤患者慎用。

2. 孕妇及哺乳期妇女慎用。

3. 严重感染者禁用。

4. 头面部慎用。

5. 有出血倾向者慎用。

【操作方法】

首先应充分暴露受伤部位及伤口以便尽快清洗伤口，除去伤口表面的污物，特别要注意除去伤口深部的异物。清除干净伤口后，局部消毒施术部位，最后取用烧红的火子（炭火）点烧小伤口。火子的材料可为火柴棒大小的洁净小木条（火柴棒也可以，但要去掉火柴头部的火药），直接点燃木条或一端蘸桐油后点燃，然后迅速触点患部，使火苗随"啪"的点击声熄灭，稍停片刻，或随即取下木条。施术者须明确患者的耐受度，治疗强度以患者自身感觉为准。在治疗过程中需密切观察患者感觉，若患者难以忍受则立即停止治疗。

【意外情况及处理方案】

1. 皮肤破溃、感染：如因操作失误等造成皮肤破溃或感染，应立即局部消毒、包扎，并尽快就医。

2. 疼痛：治疗后局部皮肤组织疼痛者，可口服非甾体类药物以对症止痛。

3. 皮肤烫伤：如意外致正常皮肤烫伤，可外敷紫草油、烫伤软膏等。

【注意事项】

1. 木条不宜过大、过长，过长不便使用，过大则易灼伤局部肌肉组织。

2. 已感染或过深、过大的创口不宜用此法。

3. 治疗后保持伤口清洁，不可再次污染。

4. 木条一定要点燃有火苗后，再行点触患处。

5. 年老体弱者和小儿慎用。

【现代医学研究】

有一种由比叨哦疗法演变而来的治疗外科病、皮肤病的疗法，是将铁板或锅铲直接烧红，蘸上融入雄黄、冰片等药物的桐油后，直接烙于患部。有些苗医还在铁板上加具有解毒作用的草药粉末，以加强其治疗作用。这种通过直接用烧红的铁器烙印患部的方法，能使患部坏死组织清除，刺激组织的再生，并能消炎止痛、祛瘀生新，使患处组织较快愈合。

【评述】

在苗族早期医学资料中，就有将火用于医疗保健应用上的记载，一些方法仍在边远村寨广为流传使用，还有一些方法目前被改良创新运用于临床。火烧疗法具有很强的民族特色，其取材简单，如木条、桐油、火，操作可不受环境限制。现在的火烧疗法进行过改良，不仅适用于竹签刺伤、刺藜刺伤和相对浅小的伤口，也可运用于一些外科病。因为局部治疗一般不用麻醉药物，对患者来说，要忍受一些暂时的疼痛，但实际效果很好。如果医生经验丰富、手法熟练，也能减轻手术的痛苦。这种火烧治法数代相传，流行较广。

【参考文献】

[1] 谭学林. 从苗族用火遗风看其早期医疗保健成就 [J]. 中华医史杂志, 1998, 28（1）: 42-45.

[2] 杜江，邓永汉，杨惠杰. 苗医绝技秘法传真 [M]. 贵阳：贵州科学技术出版社，2010（2）: 105.

[3] 欧志安. 湘西苗医初考 [J]. 中南民族学报（自然科学版），1984（2）：29.

第三节　烧姜疗法
Ped khad ndeud（胚稞鳅牟）

【概述】

烧姜疗法是苗医灸类疗法中使用面较为广泛的一种治疗方法。本法是将药物置于姜片上熏烧，采用隔姜灸的方法治疗疾病的一种民间医药方法，在苗族民间应用比较广泛。具体方法是把姜片置于选定的穴位上，然后在姜片上点燃某种药物，借助姜片和药物的双重作用来治疗疾病。此方法具有简单、经济、疗效显著等特点。

【治疗原理】

烧姜疗法在苗医疗法中称为胚稞鳅牟，是指置姜片于一定的穴位，在姜片上熏烧药物，通过姜片和药物的双重作用以促进机体气血的运行，达到舒通筋脉、除湿止痛的效果，与中医灸法有相似之处。烧姜疗法集热疗、光疗、药物刺激及特定部位刺激等多种作用于一体，可温煦机体，激发阳气，活跃脏腑功能，促进新陈代谢，调节自主神经功能，提高抗病能力。

【功效】

烧姜疗法具有促进机体气血的运行，祛寒发表、通经活络，达到舒通筋脉、除湿止痛的效果。

【适应证】

用于伤风感冒引起的疼痛，顽固性头痛，血虚、血弱所致的头昏，风湿性关节炎，神经衰弱，抽搐，腹泻，肠炎，昏迷及各种痈、疽、疮初起等疾病。

【禁忌证】

1. 禁止在孕妇的腰、腹部施术。

2. 不宜在有皮肤病或溃疡的部位施术。

3. 禁止一日多次施灸。

4. 小儿不宜施用此法。

【操作方法】

1. 器材准备

（1）材料：生姜数片，厚度约 3mm；艾叶或冰片适量（若用艾叶当制成绒球使用）。

（2）穴位：多取阿是穴，根据不同的病情也会选择一些特定的穴位，如头部的攒竹、太阳、百会，上肢的曲池、合谷，下肢的委中、足三里、三阴交，背部的脾俞、胃俞，腰部的命门，腹部的中脘、神阙、气海等穴。

（3）操作：把生姜片放在要灸的穴位上，姜片上置药物－冰片或艾叶绒球（因艾叶点燃后易散开掉落烫伤皮肤，故将艾叶晒干、碾碎为绒后需握紧为球），点燃药物，待艾叶或冰片燃尽后去掉药灰，换上药物继续烧。每穴可烧 1～2 次，每次可同时烧 2～3 穴。温度以患者能够忍受为度，过烫时可把姜片稍提起，灸后皮肤潮红充血。痈、疽、疮毒之灸可以大蒜代替生姜，一般每日施灸 1 次。

配方一："灸法用生姜，切片如钱厚，搭于舌上穴中，然后灸之。"（《针灸大成》）

配方二："单用生姜切薄片，放痔痛处，用艾炷于姜上灸三壮，黄水即出，自消散矣。"（《类经图翼》）

配方三："头痛有用酱姜贴太阳烧艾一炷法。"（《理瀹骈文》）

配方四："姜片置腧上，艾灸三十壮。"（《针灸逢源》）

2. 操作流程

选取新鲜老姜 1 块，沿着生姜纤维纵向切成厚约 0.3cm 的姜片（具体姜片大小需根据所选穴位位置和选用的艾炷的大小而定），再用三棱针给姜片均匀穿刺数孔，加快传热速度。施灸时，把已处理好的姜片放在施术腧穴上，放置艾炷（体积为大或中等皆可）于姜片上，最后用线香点燃艾炷即可。若患者感到局部有灼痛感时，可轻轻提起姜片，灼痛感稍减后放下继续灸，或者更换艾炷再灸。一般施灸每日 1 次，每次 5～10 壮，7～10 次为 1 个疗程，以灸处皮肤出现微微汗湿、潮红而不起疱为度，施灸结束后可将正红花油涂于皮肤潮红处，不仅可保护皮肤不被灼伤，还可以增强艾灸温经散寒、活血止痛的功效。

【意外情况及处理方案】

1.灼伤:若在治疗过程中不慎灼伤皮肤致透明发亮的水疱,嘱患者就诊处理,忌自行处理以防止伤口破溃、感染。如出现的水疱较小,则无须特殊处理,嘱忌抓挠,待其自然吸收恢复。如水疱较大,可用已消毒的注射针具挑破水疱并吸去部分疱液,严格消毒后用甲紫溶液涂抹。两种方法均不遗留瘢痕。

2.血肿:若治疗部位出现局部皮肤青紫时,系微量的皮下出血,通常不予处理即可自行消退。若治疗部位肿胀疼痛明显,青紫范围较大、程度较深且造成功能活动异常,建议先用冰块冷敷患处止血,24小时后再热敷或局部轻揉促进血液循环,以加快局部瘀血的消散吸收。

【注意事项】

1.不可选用干姜或嫩姜,宜选择现买的新鲜老姜且现切现用。

2.可选用阿是穴进行施治。

3.注意避风,以防吹落药物烫伤皮肤,避免受凉。

4.若在治疗过程中不慎灼伤皮肤致透明发亮的水疱,嘱患者就诊处理,忌自行处理以防止感染,处理方法可按外科烧烫伤常规处理。

5.施灸后汗孔打开,故治疗结束应迅速穿衣、避风,或用干毛巾覆之并予以轻揉,加快汗孔的闭合以利恢复,勿感外邪。如面瘫患者在治疗结束一小时内应少说话,不喝凉水,安静休息,以促进康复。

【现代医学研究】

暂无此疗法的现代医学研究。

【评述】

烧姜疗法是苗医药中常用的外治疗法,因取材方便、操作简单、安全有效等特点,在内科、外科、妇科、儿科等疾病领域均有较广泛的应用。因其能振奋阳气、通络除湿、调和气血,故对虚寒、陷下等疾病有独特的疗效。明代杨继洲的《针灸大成》中有记载:"灸法用生姜切片如钱厚,搭于舌上穴中,然后灸之。"张景岳的《类经图翼》中提到治疗痔疾"单用生姜切薄片,放痔痛处,用艾炷于姜上灸三壮,黄水即出,自消散矣"。清代吴尚先的《理瀹骈文》和李学川的《针灸逢源》等书籍中亦有载述。基于姜的辛散特性,烧姜疗法的临床效果满意,现今仍较广泛地应用于临床。但各研究中均缺乏烧姜疗法与其他灸法的比较，缺乏烧姜疗法的定量研究，一次所灸壮数及患者的自我感觉并未体现。《备急千金要方》提出"凡言壮数者，若丁壮病根深笃，可倍于方数"，而在临床使用中，应灸多少壮、以何为标准、如何选择灸法才能达到最佳效果，是值得深入研究的问题。

【参考文献】

[1] 杜江，邓永汉，杨惠杰.中国苗医绝技秘法 [M].贵阳：贵州科学技术出版社，2014（2）：37-38.

[2] 杨元华，刘堂义.艾灸疗法的生物物理机制初探 [J].中国针灸，1996，16（10）：544-545.

第四节　烧药火疗法
Pedjuab hluad deul ndeud（胚荚咔鳅牟）

【概述】

烧药火疗法是一种在苗族民间比较常用的治疗方法，将制好的药粒置于患者的病变部位或选定的穴位上，将药粒点燃并以火焰点灼伤口，以起到消毒伤口而预防感染的作用。本法看上去比较原始，但简便实用，特别是在意外情况和在缺医少药的情况下不失为一种有效的应急方法。

【治疗原理】

烧药火疗法是在选定的穴位上点燃药粒，通过对穴位强热刺激和药物成分的双重作用激发生灵能，以达到舒通筋脉、祛除毒邪的目的。一般情况下伤口容易受到细菌、病毒的侵入而感染，但这些感染源对瞬时高温的抵御能力较差，本法以火焰的瞬时高温杀灭外来毒素并能止血，及时使用此法有较好的防感染效果，虽然会对伤口造成一定的损害，但人体对局部瞬时高温的耐受能力远远强于微生物，故本法在缺医少药情况下仍不失为一种应急方法。

【功效】

烧药火疗法具有舒通筋脉、祛除毒邪的作用。

【适应证】

烧药火疗法具有较强的散寒除湿之功，适用于风湿麻木、关节疼痛、竹签刺伤、蒺藜刺伤等病。

【禁忌证】

1. 过敏体质、有传染性皮肤病者禁用。
2. 操作部位皮肤破损、溃烂、瘢痕、水肿者禁用。
3. 合并心脑血管疾病，肝、肾等严重功能障碍及精神疾病患者禁用。
4. 妊娠及哺乳期妇女禁用。

【操作方法】

1. 材料

取绿豆大小的硫黄、米粒大小的麝香或干净的小木条，火煤子，桐油。

2. 操作步骤

首先应尽快清洗伤口，除去伤口上的污物，特别要注意要除去伤口深部的异物，取火柴棒大小的洁净小木条（火柴棒也可以，但要去掉火柴头部的火药），或绿豆大小的硫黄或米粒大小的麝香，放置于选定的部位或穴位，若用木条，需在一端蘸上桐油（无桐油亦可施用），再用火煤子将其点燃，并迅速触点患部，当火苗触到患处熄灭时稍停片刻，或随即取下木条，以患者能够忍受为度。若用硫黄或麝香，则任其燃烧，直至患者不能忍受时取掉。

【意外情况及处理方案】

1. 过敏反应：治疗部位出现皮肤刺激或过敏，立即停止治疗，并用生理盐水冲洗施术部位。若症状仍无缓解且出现皮肤过敏反应加重者，予口服西替利嗪片 10mg 等相应的抗过敏治疗。

2. 血肿：若治疗部位出现轻微的皮下出血致局部皮肤青紫时，一般不需处理可待其自行消退。若治疗部位肿胀、疼痛剧烈，青紫面积较大且影响正常功能活动时，可先冷敷止血，再热敷或局部轻揉按摩，以促进局部瘀血的消散吸收。

【注意事项】

1. 医生应随时听取患者对治疗部位的反应，并及时调整力度。

2. 木条不宜过大、过长。

3. 已感染或过深过大的创口不宜使用此法。

4. 如果患者有感染、发热等并发症，须配合药物治疗。

5. 治疗后要保持伤口清洁，避免再次感染。

6. 木棒一定要点燃并有火苗，再行点触患处。

【现代医学研究】

烧药火疗法根据中医经络学说取穴选位，结合西医学渗透给药的方法，不刺破皮肤，避免口服给药，具有安全、卫生、无毒副作用，以及简便、易行、高效、廉价的优势，是一种绿色疗法。经系统规范后，火疗配合外敷中药的治疗方法，可在基层临床医院推广。

【评述】

烧药火疗法具有明显的民族特色，历史悠久，功效广泛。本法具有通经活络、活血化瘀、消炎止痛、祛风通络、促进新陈代谢的作用，现代运用已不再限于关节炎、肩周炎、四肢麻木、腰酸背痛等疾患。对于寒湿性疾病，以中药复方结合烧药火疗的治疗方法，不仅可借助药物温性祛除寒湿，还能使皮肤汗孔通畅、增强药性以迅速到达病所，从而达到消除炎症、吸收水肿，松解肌肉痉挛、缓解关节疼痛之目的。本法疗效迅捷，操作方便，经济实惠，无毒副作用，宜推广使用。

【参考文献】

[1] 杜江，赵能武，赵俊华，等.西部苗医对风湿类疾病的分类和诊疗方法 [J].中国民族医药杂志，2006，12（6）：3-4.

[2] 杜江，邓永汉，杨惠杰.中国苗医绝技秘法 [M].贵阳：贵州科学技术出版社，2014：37.

[3] 杜江，邓永汉，杨惠杰.苗医绝技秘法传真 [M].贵阳：贵州科学技术出版社，2010：33.

[4] 田雪秋，牟开今.循经火疗配合中药外敷治疗带状疱疹后遗神经痛 60 例 [J].中医药临床杂志，2009，3（21）：235.

第五节　隔药纸火灸疗法
Zad juab ndeud hluad lax ndeud（赣孜剁躲鳅牟）

【概述】

隔药纸火灸疗法是苗族医学外治法中的一种特殊治法，主要由火疗和药液两部分组成。将药液浸泡过的纱布和草纸贴附在需要施治的部位，然后点燃药纸，使治疗部位获得强热刺激和药物成分的双重作用，以刺激生灵能，扶助内能，舒筋通络，通气散血，温散冷毒，祛除毒邪，促进康复，从而达到治疗疾病的目的。本法疗效显著，在苗医药中占有重要地位。

【治疗原理】

隔药纸火灸疗法最早源于苗医生成学理论的三生成学说，苗族的"毒学说理论"亦对隔药纸火灸疗法具有指导意义。苗医常有"无毒不生病，无乱不成疾"的说法，而风毒、湿毒、冷毒常易导致肌肉筋脉疼痛性疾病，隔药纸火灸疗法则取火性的通散以及药液舒筋通络、祛除毒邪之功效，使气行、水生、血养，充分体现了苗医"气以通为用，血以散为安"的思想。本法通气散血、祛风通络、排出毒素、解痉止痛，具有促进局部血液循环，解痉，增强局部新陈代谢的作用，从而达到治疗疾病的目的。

【功效】

隔药纸火灸疗法具有舒筋通络、通气散血、温散冷毒、祛除毒邪等作用。

【适应证】

隔药纸火灸疗法适用于风类疾病如半边风、顺筋风、冷骨风、冷肉风、湿热风、麻木风及慢性顽固性疾病，现多用于颈肩腰腿痛疾病、慢性腰肌劳损、膝关节痛等因风寒湿邪及外伤所致疾病或人体内能虚弱性疾病、慢性疲劳综合征等疾病。

【禁忌证】

1. 过敏体质、有传染性皮肤病及对隔药纸火灸疗法相关药物过敏者禁用。

2. 皮肤破损、溃烂、瘢痕、水肿者禁用，防止感染。

3. 急性严重疾病或严重高血压、低血糖、心脏病、肾功能不全者禁用。

4. 妊娠及哺乳期妇女禁用。

5. 眼、耳、口、鼻等五官孔窍部疾患禁用。

6. 严重精神疾病、意识不清者禁用。

【操作方法】

1. 药液制备

（1）黑骨藤追风液处方：蛙莽塞（黑骨藤）、透骨香、咪沙（小血藤）、锐比勾（追风伞）、锐达棍（红禾麻）、加九留（四块瓦）等 20 多味苗药。

（2）制法：将药材加工炮制好，放置到玻璃容器内，加糯米酒 1000mL（乙醇含量为 50%），用冷浸法制备。第 1 周每日搅拌 1～2 次，1 周后，每周搅拌 1 次。共浸制 30 日，取上清液，压榨药渣，榨出液与上清液合并，密封，静置 14 日以上，滤清，避光，装罐，常温（25℃）保存备用。

（3）性状：本品为棕褐色，澄清透明，气味芳香，微苦。

（4）检查：乙醇含量 35%～45%。无甲醇含量。

（5）其他：应符合《中国药典》酒剂项（《中国药典》2020 年版一部附录 IM）的有关各项规定。

2. 材料

（1）医用纱布：将医用纱布 5 层剪裁为 20cm×20cm 或 10cm×10cm 大小，消毒备用。

（2）草纸：长 60cm，宽 40cm。草纸 5～7 层，裁成规格为 20cm×20cm 或 10cm×10cm，备用。

（3）火源：火柴或打火机、95% 的酒精、棉球。

（4）阻燃棉：符合 GB8965 标准市售阻燃棉面料，剪裁成 50cm×50cm 大小，中间剪出 19cm×19cm 和 9cm×9cm 大小空洞。

3. 具体方法

（1）取单数（5、7、9……）层适当宽度（根据治疗的部位范围大小而定）的草纸，草纸用热水浸透、滴干水备用。

（2）用量杯倒取 5 ～ 10mL 黑骨藤追风液于弯盘中，加热（温度＜ 40℃），将消毒好的医用纱布浸入弯盘中，充分浸透黑骨藤追风液，拿出铺放于需要治疗的部位上。

（3）将上述准备好的草纸放置于治疗部位的纱布上。

（4）将阻燃棉放置于患者的衣物、头发等部位，以免烫伤。

（5）将 95% 酒精的小火把点燃放置于草纸上燃烧，然后用燃烧的小火把在草纸上拍击，呈"蜻蜓点水"状，持续 1 ～ 2 分钟（至患者感到热度适宜为度）。

（6）再将准备好的塑料薄膜覆盖于草纸上以保持温度。待温度完全冷却后，重复上述操作，反复 5 次即可。

4．用法

每日 1 次，10 次为 1 个疗程，疗程间休息 2 ～ 3 天。

【意外情况及处理方案】

1. 过敏反应：治疗部位如果出现皮肤刺激或过敏，立即停止治疗。用生理盐水冲洗施术部位，症状仍无缓解且出现皮肤过敏反应加重者，予以口服西替利嗪片 10mg 等相应的抗过敏治疗。

2. 出现头晕、胸闷、冷汗淋漓、肢体发软等，应立即停止治疗，让患者平卧，并给予饮温水或温糖水，密切观察生命体征，必要时行急诊治疗。

3. 注意观察有无起疱，若起疱，不可擦破，可任其自然吸收；如水疱过大，经 75% 乙醇消毒后用注射器将疱内液体抽出，外涂甲紫溶液，再用敷料保护，以防止感染。

【注意事项】

1. 治疗前后需严格消毒，防止感染。

2. 药液刺激性强，要掌握适度，出现不良反应如头晕、胸闷、皮肤过敏等要及时处理。

3. 疮疡痈疽、皮肤湿疹、皮肤破损、疮面糜烂之处，不适合用本法。

4. 若出现药物过敏情况，应立即停止使用。

5. 药纸在燃烧时，注意避免烫伤患处皮肤。

6. 老人、身体瘦弱者和小儿慎用。

7. 高血压、低血糖患者慎用。

8.手法要熟练，动作要轻、快、稳、准。用于燃火的火把，不可蘸取过多乙醇溶液，以免滴落到患者皮肤上造成烧烫伤。若不慎烧烫伤，按外科烧烫伤常规处理。

【现代医学研究】

1.杨宸对熊芳丽教授运用隔药纸火灸疗法治疗强直性脊柱炎疗效的观察，表明本法疗效确切，操作简便，安全性较高，无创伤，且无口服药物的成瘾性风险，值得临床推广。

2.吴彦君将60例膝骨性关节炎（KOA）患者随机分为治疗组（隔药纸火灸法）和对照组各30例，以观察苗医隔药纸火灸法治膝关节骨性关节炎KOA的临床疗效。结果显示，治疗组治疗后及治疗后3个月的总有效率均明显高于对照组，表明苗医药纸火灸法对KOA疗效明显。

3.孙明子等以苗医药纸灸法治疗腰部冷肉风，将60例腰部冷肉风患者随机分为苗医药纸灸法组（治疗组）和西药外用加盒灸法组（对照组）。结果显示治疗组疗效优于对照组（$P < 0.05$），并且在用药过程中未见不良反应，表明药纸灸法治疗腰部冷肉风是安全而有效的。

【评述】

隔药纸火灸疗法是苗医学中常用的外治法之一，运用隔药纸灸法可促使气行、水生、血养，能量、物质、结构三者相互为用、相互制约，使机体达到平衡协调的状态，从而排出毒素、通气散血、祛风通络、解痉止痛，增强局部血液循环以及促进代谢产物的祛除，达到治病的目的。熊芳丽教授及其团队在药液配制上选择以黑骨藤、追风伞等性热入冷经的苗药为君药，以祛风除湿，疏经活络，散瘀止痛；又用透骨香、活麻根、小血藤等性冷入热经的药为臣药，以祛风除湿，散寒止痛，活血通络。君臣相伍，发挥独特的治疗作用，以改善患者临床症状，提高其生活质量。同时，药液的疗效确切，能避免局部给药吸收不理想、口服药物毒副作用强等缺陷，安全性较高、操作简便、价格低廉，患者更易于接受。

【参考文献】

[1] 杜江，张景梅.苗医基础 [M].北京.中医古籍出版社，2007：41-43.

[2] 杨宸，熊芳丽.苗医隔药纸火灸疗法治疗强直性脊柱炎1例 [J].饮食保健，2016，3（19）：223-224.

[3] 朱国豪，朱娜琳 . 论苗族医药的独特理论——苗医生成学 [C]//2003 全国苗医药学术研讨会特辑，2003：52-54.

[4] 吴彦君，毕莲 . 苗医隔药纸火灸法治疗膝关节冷骨风的临床疗效观察 [J]. 饮食保健，2017，4（15）：70-71.

[5] 孙明子，熊芳丽 . 苗医药纸灸法治疗腰部冷肉风的技术规范研究 [J]. 河南中医，2014（B11）：604.

第五章　苗医拔毒类疗法

第一节　拔黄毒疗法
Trot dlangd dux ndeud（梢补畈鰍牟）

【概述】

苗医素有"毒为百病之源"，又有"无毒不生病"之说，而风毒、寒毒、湿毒易相互为患，而致"黄毒"。"黄毒"是指身体皮肤出现非正常的黄色状态，相当于西医学所说的黄疸。当人体出现黄疸时，苗医通过拔黄毒疗法来治疗，通过黄蜡的热熏将黄毒从体内吸拔出来。

【治疗原理】

苗医认为，正常情况下黄胆汁无毒，有健胃消食的作用，发生黄疸多因毒犯肝致肝胆湿热而黄胆汁外泄，窜致肌表形成对人体有害的黄毒。拔黄毒疗法通过在肚脐局部熏拔把黄毒聚于肚脐并使之逐渐渗出体外，从而起到拔出黄毒、促进身体康复的作用。

【功效】

拔黄毒疗法具有健脾除湿、退黄等作用。

【适应证】

拔黄毒疗法主要适用于身黄如金，或兼肿胀、呕吐，或眼目赤黄者，相当于西医学的病毒性肝炎。

【禁忌证】

1. 皮肤破损、疮面糜烂之处，不适用本法。

2. 年老体弱不能适应者。

3. 有急性严重疾病或精神疾病患者禁用。

【操作方法】

1. 器材准备

（1）薄草纸若干。

（2）黄蜡纸。

（3）面粉。

（4）其他：95% 酒精火把、干棉签、手套等相关材料准备。

2. 操作流程

取薄草纸用笔管卷成筒状，一端以纸封住并用熔化的黄蜡浇匀纸筒四周（勿使蜡进入筒内）。让患者仰卧，把蜡筒罩在肚脐上，以蜡封固的一端头朝下，再将面粉团做成圈，护住筒根，勿使泄气，点燃筒头烧至筒根面粉圈处。一根烧完后另取一根继续烧，同时观察肚脐，若有类似鸡蛋黄的黄水渗出则将蜡筒取走。轻者烧七八筒，重者烧数十筒，每日 2 次，以取尽黄水为度，黄水尽则黄疸自消。

【意外情况及处理方案】

1. 血肿：若治疗部位出现微量的皮下出血致局部皮肤青紫时，通常不必处理，可自行消退。若治疗部位肿胀疼痛剧烈，青紫面积较大且影响正常功能活动，可先冷敷止血，再热敷或局部轻揉，以促进局部瘀血的消散吸收。

2. 起疱：注意观察有无起疱，若出现起疱，不可擦破，可任其自然吸收；如水疱过大，经 75% 乙醇溶液消毒后用注射器将疱内液体抽出，外涂甲紫溶液，再用敷料保护，以防感染。

3. 过敏反应：治疗部位若出现皮肤刺激或过敏，立即停止治疗，必要时给予抗过敏治疗。

【注意事项】

1. 施术者应戴上口罩、手套等防护用具以防被患者传染。

2.腹水可用棉球蘸取，使用后的棉球需用火烧毁，勿乱丢弃而造成污染。

3.施术者须细心操作，避免灼伤患处周围皮肤。

4.发热者慎用。

5.免疫力低下者慎用，以防感染，加重病情。

【现代医学研究】

目前本法尚无相关现代医学研究。

【评述】

拔黄毒疗法是苗医常用的特色外治法，适用于各种类型的黄疸以及痈疮肿毒。黄疸之毒藏于人体内部，而拔黄毒疗法具有"清利湿热"之效，通过拔毒气，使毒外出；扶助正气，调和营卫，调节气机升降，调理阴阳，既可安五脏，又可调达五郁之气，从而达到整体治疗的效果。同时拔黄毒疗法技法相对成熟，安全可靠、操作简便，操作时不伤及神经和血管，无瘢痕组织遗留，更不会有后遗症。本法价格低廉，易于被患者接受，同时，容易学习，易于推广。西医学表明黄疸与肝炎有密切关系，本法在苗族民间应用久远，虽然当时缺少这方面的认识，但其疗效显著，故而深入探索拔黄毒疗法对肝炎的治疗机理，具有较高的实用价值。

【参考文献】

[1] 杜江，邓永汉，杨惠杰.苗医绝技秘法传真 [M].贵阳：贵州科学技术出版社，2010：19-21.

第二节　拔毒根疗法
Trot dlangd genb ndeud（梢补炯鳅牟）

【概述】

拔毒根疗法属于苗族特色外治疗法之一。本法是采用外敷拔毒药物把局部的疮、脓的毒根拔出，从而减少体内毒素的方法。施术者用铜、铁、竹、瓦、石等器物刺入患者的疮肉内，将疮挑破，然后把备好的膏药贴上，即可拔出疔、疮的毒源。

【治疗原理】

疔、疮之毒重者，极好复发，此乃疔、疮之毒根未除尽之故。若不及时治疗，毒根会愈陷愈深而越发难治。当此之时，应先拔除毒根，再用药治疗，则病可愈而不再复发。

【功效】

拔毒根疗法具有清热解毒、化脓去腐、消肿生肌的作用。

【适应证】

拔毒根疗法适用于各种疔、疮毒，尤其适宜反复发作者。

【禁忌证】

1. 患处有溃烂时不可使用本法，以免发生化脓性感染。

2. 有皮肤病者不宜使用。

3. 已经感染，体温升高者，需配合相应的药物治疗，不可直接使用本法。

【操作方法】

拔毒根疗法的方药各自有所传，但作用相同。以下列举几种供读者参考。

1. 蓖麻子1粒（去油），乳香0.3g（去油），共捣烂，用饭和为饼贴于患部，一段时间后拔出疔根。

2. 葱白加蜜槌成绒，将疔刺破敷之。待人行2.5km的时间（30～40分钟）即可，毒根自出。

3. 红膏药：治疗、疮、疡及一切无名肿毒。取银朱粉3g，蓖麻子6g，嫩松香15g，黄丹粉3g，轻粉1.5g，共捣如泥，用此药做一小丸，如黄豆子大，放于膏药上（也可用创可贴）。治疗时，用针将疔疮头挑破，贴上膏药，疔毒即拔出。

【意外情况及处理方案】

1. 过敏反应：治疗部位如果出现皮肤刺激或过敏，立即停止治疗，并用生理盐水冲洗施术部位。若症状仍无缓解且过敏反应加重者，予口服西替利嗪片10mg等相应的抗过敏治疗。

2.拔毒方有时可含有毒性较大的药物，用于"以毒攻毒"，对皮肤的刺激较大，需注意观察有无起疱，若起疱，不可擦破，可任其自然吸收；如水疱过大，经75%乙醇溶液消毒后用注射器将疱内液体抽出，外涂甲紫溶液，再用敷料保护，以防止感染。

【现代医学研究】

石启双以苗药拔毒酊外敷结合内服消疣清毒剂治疗300例尖锐湿疣患者。结果显示，采用手术、激光以及抗病毒治疗者，疗效均不理想，而使用本法治疗的患者总治愈率达100%（治愈标准：症状消失、疣体脱落、患面愈合以及功能恢复），表明苗医药拔毒法结合苗药制剂内服治疗尖锐湿疣疗效显著，优势明显。

【评述】

拔毒根疗法作为苗族特色外治疗法之一，历史悠久。本法通过药物外敷局部的疔、疮、脓，使其毒根拔出，从而减少体内毒素瘀留，以起到清热解毒、化脓去腐、消肿生肌的作用，尤其适用于各种疔、疮毒反复发作者。拔毒根疗法的方药、组方明确，作用疗效确切，能避免口服药物毒副作用强、给药目的不明确等缺陷，安全性较高、操作简便、价格低廉，患者更易于接受。随着对拔毒根法方药研究的深入，药物组方及配比的选择将逐步规范，一些毒性较大的药物也将逐渐被取代，对在临床上推广，尤其是在基层推广，有重大的意义。

【参考文献】

[1] 杜江，邓永汉，杨惠杰.苗医绝技秘法传真[M].贵阳：贵州科学技术出版社，2010：22.

[2] 杜江，邓永汉，杨惠杰.中国苗医绝技秘法[M].贵阳：贵州科学技术出版社，2014：25-26.

[3] 石启双.苗药拔毒酊、消疣清毒剂治尖锐湿疣300例体会[J].中国民族医药杂志，2004，10（4）：74-75.

第三节 灸蜡拔毒疗法
Lax zhux trot dlangd ndeud（剎喇鳅牟）

【概述】

本法是用面粉与水调和做成面圈，圈高 3cm 左右，圈在患部，粘贴在皮肤上，圈外围布数层，勿令其泄漏；再在圈内填充黄蜡粉，以炭火于黄蜡表面加热，使黄蜡熔化以吸拔体内毒素的一种外治方法。本法属于苗医拔毒疗法的范畴。本法操作简单、方便、经济，在民间使用广泛。

【治疗原理】

大凡疔、癀、疱、疮者多为毒之所聚，通过黄蜡灸之，使药力和热力共同作用，发挥药疗和灸疗的双重功效，直达病所深部，可将所聚之毒吸拔出体外，其肿自消，其病自愈。

【功效】

灸蜡拔毒疗法具有收敛止痛、化脓去腐、消肿生肌的作用。

【适应证】

本法适用于各种疔、癀、疱、疮，如背癀、肿毒、对口疮等，以及风寒湿痹、痛疖、胃脘痛、痛经等病证。

【禁忌证】

1. 本法不宜用于大面积的疮肿。
2. 活动性肺结核、出血倾向、急性化脓性炎症、感染性或过敏性皮肤病患者禁用。
3. 体温升高者、皮肤已经有溃烂者禁用，以防加重感染。

【操作方法】

让患者患处朝上，根据病变部位的大小，用面粉以水调和做面圈，圈在患部，其圈高 3cm 左右，贴在皮肤上，圈外围布数层，勿令其泄漏，再在圈内填充黄蜡粉，以炭火加热，使黄蜡熔化。毒浅者很快会感到皮肤发热，至难以忍受时即止。毒深者热痛感比较迟钝，可继续添加黄蜡粉，随化随添，直至加满，继而用炭加热至蜡沸。患者初觉痒，后觉痛，至不可忍受时立即去火，并浇少量冷水于沸蜡上，使蜡凝固。取下蜡块，可见近皮端有青黑色物质，此为毒被拔出后的表现。浅者一两次便消，深者三四次可愈。

【意外情况及处理方案】

1. 过敏反应：治疗部位如果出现皮肤刺激或过敏，立即停止治疗，并用生理盐水冲洗施术部位。若症状仍无缓解且出现皮肤过敏反应加重者，予口服西替利嗪片 10mg 等相应的抗过敏治疗。

2. 注意观察有无起疱，若起疱，不可擦破，可任其自然吸收；如水疱过大，经 75% 乙醇溶液消毒后用注射器将疱内液体抽出，外涂甲紫溶液，再用敷料保护，以防止感染。

3. 出现头晕、胸闷、冷汗淋漓、肢体发软等，应立即停止治疗，让患者处于平卧位，并给予温水或温糖水饮服，密切观察生命体征，必要时行急诊治疗。

【现代医学研究】

目前本法尚无相关现代医学研究。

【评述】

灸蜡拔毒疗法作为苗族特色外治疗法之一，历史悠久，疗效确切。本法是通过将面粉以水调和做成面圈，在圈内填充黄蜡粉，用炭火于黄蜡表面加热，使黄蜡熔化以吸拔体内毒素的一种方法。本法具有收敛止痛、化脓去腐、消肿生肌的作用，适用于各种疔、癀、疱、疮，如背癀、肿毒、对口疮以及风寒湿痹、痛疖、胃脘痛、痛经等病证。现代灸蜡拔毒疗法已在本法的基础上有了进一步的发展，除单纯的黄蜡灸法外，还有以石蜡灸者，以及在单纯灸法上加药物治疗者，治疗目标更确切，疗效更好。本法安全性高，经皮给药可避免代谢途径的个体差异和口服用药的毒副作用，操作简便、价格低廉，患者更易于接受。在临床上，尤其是在基层，有重大的推广意义。

【参考文献】

[1] 杜江，邓永汉，杨惠杰. 苗医绝技秘法传真 [M]. 贵阳：贵州科学技术出版社，2010：18-22.

第四节　蛤蟆拔毒疗法
Jeuk trot dlangd ndeud（安消补鳅牟）

【概述】

蛤蟆拔毒疗法是苗族世代相传，独具苗族特色的治疗方法。本法是将活体的蛤蟆剖开，去除内脏之后贴敷于患者身上，吸拔毒素以治疗疾病的一种方法。早在《验方新编·伤寒》中就记录了古代苗人用蛤蟆贴敷治疗的秘方："凡伤寒发狂，眼直舌强，或发斑疹，急用铜钱于脊背、两手弯、两乳旁、两腿弯刮出青紫色，随取癞蛤蟆一只（目红、皮红、腹无八字纹者勿用），破开去肠肚各物，贴心坎上，取蛤蟆肝煎水服之，并用煮熟鸡蛋，去壳，于刮伤处乘热滚擦，随滚随换，其病顿减，有起死回生之功。滚过鸡蛋埋入土内，不可使鸡犬误食，此苗人秘方也。无癞蛤蟆，用鸡亦可，不必食肝，终不如蛤蟆之妙。"

【治疗原理】

蛤蟆又名蟾蜍，是一种具有多种功能的苗药。蛤蟆本身的功效是攻毒、通气、散血，在人体体温的作用下，蛤蟆鲜体精血在干涸的过程中对人体内的毒素有良好的吸拔作用。因此，将经过处理后的蛤蟆鲜体贴敷于人体，可起到拔除体内毒素、通气行血的作用。本法可用于治疗多种疾病，简单实用而有效，在苗族民间广为流行。

【功效】

蛤蟆拔毒疗法具有解毒散结、消积利水、杀虫消疳等作用。

【适应证】

本法适用于心腹胀闷、痧证气闭、伤寒烦躁、发斑、发疹、痈疽毒气、黄疸病发黄欲死、瘟疫、心腹疼痛、小儿阴寒腹痛、疳积和各种原因所致的胸闷、腹胀、呕吐等症，现多用于治疗癌痛、皮肤病、腮腺炎、带状疱疹等疾病。

【禁忌证】

1. 妊娠及哺乳期妇女禁用。

2. 有出血性疾病或出血倾向者禁用。

【操作方法】

1. 药物准备：取活蛤蟆（目红、皮红、腹无八字纹者勿用）1 只，剖腹去内脏，洗净放桶中备用。

2. 让患者采取适当的体位，先将所要敷药的部位用水洗净，待干后将药敷上。若所敷部位毛发较密，可先剪去一些毛发再行敷药。

3. 趁鲜贴敷于病位上。如胸部胀满、烦闷、黄疸等，可贴于胸部；腹胀、腹泻、腹痛者加贴肚脐，敷后用纱布或胶布固定，以防药物脱落、移位，2 小时后取下，半天后蛤蟆受毒而死，更换 1 只再行敷上，可连换 3～4 只。病重者或取蛤蟆肝煎水服之更妙，轻者不服亦可。

【意外情况及处理方案】

1. 过敏反应：治疗部位若有皮肤刺激或过敏，立即停止治疗。用生理盐水冲洗施术部位，症状仍无缓解且出现皮肤过敏反应加重者，予口服西替利嗪片 10mg 等抗过敏治疗。

2. 血肿：如果敷药后出现血疹、水疱等，则应洗去药物，暂停外敷，并注意保持皮肤清洁，以防感染。若水疱较大，可用注射器抽去积液，再涂上甲紫溶液，盖上消毒敷料。

【注意事项】

1. 治疗前后严格消毒措施，防止感染。

2. 治疗室保持整洁，温度适宜。

3. 过饥、过饱、年老体弱者和小儿慎用。

4. 严格遵守操作程序，准确掌握蛤蟆毒性，以防中毒。

5. 按苗族习惯须永久忌食蛤蟆。

6.治疗过程中注意密切观察患者的反应，如有不适，立即停止外敷，密切注意血压、心率变化，积极救治。

【现代医学研究】

1.董建海将活蟾蜍的外皮剖下来，用于治疗7例皮肤病患者。其中腹痛1例，头癣2例，颈癣4例，每次贴敷6～12小时，每日或隔日敷贴1次。7例皮肤病例中，1例腹痛患者经敷贴两次而痊愈，其余6例头、颈癣患者，最短者敷贴3次痊愈，最长者敷贴7次治愈，总治愈率达100%。

2.陈水星等将360例癌痛患者随机分为对照组和治疗组两组，两组均采取WHO（世界卫生组织）癌症疼痛三阶梯止痛原则对症治疗，治疗组在对照组基础上运用活蟾蜍外敷癌区，对比癌痛程度及发作次数。方法：选用新鲜、活蟾蜍洗净，外敷癌区或疼痛区，以纱布固定之，一昼夜一更换，或待蟾蜍变黑则随即更换，连用数日。结果显示：治疗组总有效率96.70%；对照组总有效率78.09%，差异具有统计学意义（$P < 0.001$），说明外敷活蟾蜍止癌痛效果明显。

3.江建高采用蛤蟆拔毒疗法治疗疖痈60例，总治愈率100%，未见并发症，说明该疗法可明显改善疖痈症状。

4.王守忠采用蛤蟆拔毒疗法治疗小儿腮腺炎11例，正确贴敷1小时后痛减轻，24小时后局部炎症缓解。共治11例，总有效率100%，治疗期间未见不良反应，说明蛤蟆拔毒疗法可用于小儿腮腺炎的治疗。

5.张立峰等采用蛤蟆拔毒疗法治疗带状疱疹30例，疗程为1～5天，结果：总治愈率100%，未见神经疼痛等后遗症。

【评述】

蛤蟆拔毒疗法是苗族民间比较流行的一种外治法。蛤蟆学名蟾蜍，在全国大部分地区均有分布，性甘，味辛，有毒，是一种药用价值很高的经济动物，其全身是宝，蟾酥、干蟾、蟾皮、蟾头、蟾肝、蟾胆等均为名贵药材，具有止痛消肿、抗癌去积、软坚散结、通腑泄浊、化湿清肠、祛痰止咳、解毒化瘀、清热利水等多种作用，可内服也可外用，对多种顽、重、危、急病症有较好的疗效。现代药理研究表明，蟾蜍有一定的抗癌、消炎、镇痛的功效，用此法治疗癌痛、皮肤病等病简便易行，起效快，且无毒副作用，尤其适于基层使用。但蟾蜍外敷治疗癌症和皮肤病等的有效治疗剂量和中毒剂量十分接近，少用无效或乏效，多用又极易中毒，临床操作过程中很难把握其用量。因此，对于其具体的用量和操作方法仍需要进一步开展系统研究，结合实验室指标进行客观评价，建立相应的诊疗规范及疗效评价标准。

【参考文献】

[1] 杜江，邓永汉，杨惠杰.中国苗医绝技秘法 [M].贵阳：贵州科学技术出版社，2010：26-28.

[2] 董建海.蟾蜍皮外敷治疗皮肤病 7 例 [J].中医外治杂志，1999，8（3）：52-53.

[3] 陈水星.外用活蟾蜍止癌痛 [J].浙江中医杂志，2002，37（1）：13.

[4] 江建高.蟾蜍皮冰片外敷治疗疖痈 60 例 [J].中国民间疗法，1998（2）：28-29.

[5] 王守忠.鲜蟾蜍皮外敷治疗小儿腮腺炎 [J].中医药研究，1994（1）：26.

[6] 张立峰，聂红英.蟾蜍皮外敷治疗带状疱疹 [J].中国民间疗法，1996（3）：29.

第五节　含酒拔毒疗法
Nbuad jeud trot dlangd ndeud（坠啾梢牟）

【概述】

小儿七天风（新生儿破伤风）在农村是一种谈虎色变的重证，即使在现代也是一种危险性极高的疾病。在西部苗族中有一种治疗小儿七天风的简单方法，即含酒拔毒法。此法简单易行且疗效快捷，在民间颇受欢迎。本法主要针对局部热毒集结、毒不能外泄或排之不尽等情况，采用造成局部负压吸拔出深部毒、异物的治疗方法。如贞丰苗医侯顺英等以此技享誉一方，救人无数。

【治疗原理】

小儿七天风又称为胎风，苗医认为小儿七天风由风毒从小儿脐部进入体内所致。因此，治疗时可在新生儿的脐部用口吸拔造成局部负压，使风毒沿侵入路径退出体外。而酒有灭百毒之功，医者利用口含白酒来吸拔，有拔毒、杀毒之效，则风除而病愈，同时还能避免风毒反侵医者。

【功效】

含酒拔毒疗法具有解毒散结、消积利水、杀虫消痞等作用。

【适应证】

本法主要适用于小儿七天风即新生儿破伤风的治疗。

【禁忌证】

1. 有出血倾向的疾病禁用，如血小板减少症、白血病、过敏性紫癜。

2. 体表大血管处、局部皮肤弹性差者禁用。

3. 皮肤过敏，有外伤、溃疡处禁用。

【操作方法】

将患儿放于治疗台上，使其保持仰卧位，医者双手对掌摩擦数分钟（以掌心温暖为度，防止手掌冰凉刺激患儿皮肤），而后解开其衣物，充分暴露患儿肚脐。注意手法宜轻柔，以防划伤患儿皮肤。治疗开始前，医者务必仔细清漱口腔内异物，含适量白酒于口中，对准患儿脐部吸拔数次，用力宜轻柔；当医者感到口麻时，吐出口中污染酒液，更换酒液并重复上述步骤再行吸拔，反复数次。隔日 1 次。一般病情较轻者 2 次即愈，病重者 3 次可痊愈。

【意外情况及处理方案】

1. 过敏反应：治疗部位若有皮肤刺激或过敏，立即停止治疗。用生理盐水冲洗施术部位，症状仍无缓解且出现皮肤过敏反应加重者，予口服西替利嗪片 10mg 及相应的抗过敏治疗。

2. 血肿：敷药后出现血疹、水疱等，应洗去药物，暂停外敷，并注意保持皮肤清洁，以防感染。若水疱较大，可用注射器抽去积液，再涂上甲紫溶液，盖上消毒敷料。

【注意事项】

1. 注意治疗前修剪指甲以防划伤患儿皮肤。

2. 注意环境温度以防感冒。

3. 注意吸拔的力度要适当，以免伤及患儿肌肤。

4. 严格清漱口腔。

5.治疗应使用 75% 的酒精或 40 度以上的白酒。

【现代医学研究】

韩秉谦等采用含酒拔毒疗法治疗早期糖尿病患者 34 例。治愈 26 例，无效 8 例，总有效率 76.74%。此法新颖独创，实用可行，为早期糖尿病患者提供了一个值得推广的治疗方法。

【评述】

含酒拔毒疗法是苗族民间比较流行的外治法。自古以来就有"酒为百药之长"的说法。古代中医认为"酒为水谷之精，味甘辛，其性热，其气悍，无所不至"，具有"杀百邪恶毒气""除风下气"和"以酒治疾"等功效。现代研究发现，白酒中的乙醇具有很强的渗透能力，能穿过细菌表面，渗入细菌的内部，使构成细菌生命基础中的蛋白质结构改变，引起蛋白质变性（蛋白质凝固），从而起到杀菌的作用。除此之外，酒精还能使淀粉酶的结构改变，失去活性，丧失催化作用。本法治疗新生儿破伤风等外伤感染类疾病效果显著。此法在民间仍有使用，但此法的吸拔力度完全由操作者掌握，力度如果处理不当极易使新生儿受伤从而加重病情的进展，同时传统采用口吸的方式还存在引起二次感染的风险，难以大范围推广。因此，对于其具体操作方法仍需根据其原理进一步改进以期开发出一种有效、安全的操作方式。

【参考文献】

[1] 杜江，邓永汉，杨惠杰 . 苗医绝技秘法传真 [M]. 贵阳：贵州科学技术出版社，2010：63-64.

[2] 韩秉谦，郑文岩，魏飞 . 药罐灸治疗早期糖尿病 34 例 [J]. 中医外治杂志，2008，17（1）：55.

第六节　生姜拔毒疗法
Khad trot dlangd ndeud（呆稞梢牟）

【概述】

生姜拔毒疗法是将生姜捣烂，用抽气罐在所选定的穴位上进行反复多次吸拔以治疗疾病的一种方法。此法简、便、廉、易，多用于治疗小儿疾病，疗效显著，在贵州、云南一带应用较为广泛。

【治疗原理】

苗医认为，生姜拔毒疗法是通过对穴位进行吸拔产生的物理刺激和借生姜发散毒气的双重作用以拔毒、排毒而治疗相关疾病的一种方法。小儿的皮肤稚嫩，对药物和吸拔作用比较敏感，因而可达到较好的治疗效果。

【功效】

生姜拔毒疗法具有发散毒气、祛风解表散寒等作用。

【适应证】

本法适用于各种小儿伤风、发热、头痛、身痛等疾病。

【禁忌证】

1.过敏体质者禁用。

2.孕妇慎用。

3.操作部位皮肤破损、溃烂、瘢痕、水肿者禁用。

【操作方法】

1.取适量生姜切片或切块，洗净放碗中备用。

2.嘱患者清洁吸拔部位皮肤，选择舒适的体位。

3.选择温度适宜的治疗环境，嘱患者充分暴露吸拔穴位处皮肤，医者取大小适中的生姜 1 块，捣烂，敷在治疗部位，用抽气罐对准患者穴位处进行吸拔。从上到下按顺序依次吸拔，常用的吸拔穴位有风池、风府、肩井、合谷、百会、太阳、印堂、囟门、中脘、乳旁、神阙、涌泉等处。

【意外情况及处理方案】

1.过敏反应：治疗部位若有皮肤刺激或过敏，立即停止治疗。用生理盐水冲洗施术部位，症状仍无缓解且出现皮肤过敏反应加重者，予口服西替利嗪片 10mg 等抗过敏治疗。

2.皮肤破溃、感染：如因操作失误等造成皮肤破溃或感染，应立即局部消毒，包扎，并尽快就医。

【注意事项】

1.皮肤有破损或有局部病变者不宜使用。

2.因被治疗者要除去衣物，故应注意环境温度，以免受凉。

3.吸拔的轻重程度要适当，过轻达不到效果，过重则易损伤患儿肌肤。

4.吸拔所用的生姜应为新鲜的老姜，现切现用，不可选用干姜或嫩姜。

5.治疗后宜避风，或以干毛巾覆之轻揉，使其汗孔闭合，勿感外邪，以利恢复。

【现代医学研究】

目前没有关于苗族生姜拔毒疗法的现代研究。

【评述】

生姜拔毒疗法是苗医常用的特色外治法之一，其技法相对成熟，疗效确切、安全可靠、操作简便、价格低廉，易于被患者接受，同时容易学习，易于推广。但目前关于本法的临床研究较少。现多采用机器将生姜打碎，外敷于治疗部位对应穴位，或者和火罐等联合应用治疗。生姜具有发汗解表、温中止呕、温肺止咳的功效，可用于治疗风寒感冒、恶寒发热等。此外，生姜还能解半夏、天南星、鱼蟹之毒。本法借助抽气罐吸拔之力，使生姜充分发挥药效，达到预期治疗效果。湖南吉首陈先智等医师运用此方法治疗小儿高热，取得良好效果。

【参考文献】

[1] 杜江，邓永汉，杨惠杰.中国苗医绝技秘法[M].贵阳：贵州科学技术出版社，2010：91-92，106-107.

第六章　苗医熏洗类疗法

第一节　熏蒸疗法
Nkot job ndeud（荀绷鳅牟）

【概述】

苗医熏蒸疗法是以中医学及苗医学基本理论为指导，辨证使用苗药，以煮沸后产生的蒸汽对流和传导，熏蒸肌肤以起到解毒止痒、除痛活络、透疹消肿等作用。根据不同病情选用相应的药物，可以熏蒸局部，也可以熏蒸全身。

【治疗原理】

用药液蒸汽对患者进行熏蒸，药效成分可随药汽经呼吸道和扩张的毛孔进入体内。本法集药疗与热疗的作用于一体，以起到排出毒素、疏通筋脉、祛风除湿、消肿止痛等作用。适宜的温度和药物配合使皮肤肌肉的毛细血管扩张，加速血液循环，使体内毒素随汗、尿、泪、涕等排出体外，促进新陈代谢，使人体的肌肉、筋脉、气血得到净化，肌肤、韧带、筋骨、血脉等的阻碍得到解除，身体协调而通畅，使人体功能恢复正常，进而达到治疗和保健的目的。

【功效】

熏蒸疗法具有温经通络、散寒止痛、疏经活血等作用。

【适应证】

本法适用于风湿性关节炎、类风湿关节炎、中风、肩周炎、痛经、闭经、韧带撕裂、水肿及上呼吸道疾病等，对消除疲劳，消除黄褐斑、雀斑、青春痘等有明显的疗效。

【禁忌证】

1. 孕妇及月经期妇女禁用。

2. 严重出血者禁用。

3. 恶性肿瘤、额痛、急性炎症、肺心病、高血压患者，年老体弱者等禁用此法。

4. 结核病者禁用。

5. 动脉瘤者禁用。

6. 温热感觉障碍者禁用。

7. 有接触性传染病、皮肤高度过敏、传染性皮肤病、皮肤溃烂等者禁用。

8. 精神分裂症、抽搐、高度神经质及不合作者禁用。

9. 外伤性骨折禁用。

【操作方法】

1. 器材准备

苗医传统使用的器具是大铁锅。方法是在大铁锅中加入药物和水，锅上放一木板，患者除去衣物坐于其上，四周用被单之类的物品掩住，仅头部在外，以防药汽泄漏。把烧红的砖块放入锅中使药液温度升高放出蒸汽，汽量不足时再加热砖，至患者汗液出透为度。注意不要突然升温，要逐渐升温；根据病情和患者体质的不同，熏蒸的时间也不尽相同。局部熏蒸时，仅让患者的患病部位置于容器中，与药液保持一定距离，容器口可以敷盖毛巾，以免药液蒸汽外泄。还可制专用的蒸汽箱，煮沸药液后将蒸汽引入蒸汽箱中。患者脱去衣物后在箱中接受熏蒸治疗，现可用全自动控制中药熏蒸机熏蒸。

2. 操作流程

（1）仪器：全自动控制中药熏蒸机，按照熏蒸机操作流程进行操作。

（2）把苗药包（苗医秘验方）放在熏蒸机的药物煮蒸器中煎煮，熏蒸机内温度达到40℃左右时，让患者在熏蒸机中蒸汽坐浴20分钟。

（3）环境：应注意环境清洁卫生，避免污染，环境温度应适宜。

【意外情况及处理方案】

1. 晕厥：立即停止治疗。嘱患者平卧，注意保暖，轻者仰卧片刻，予饮温水或糖水；重者在上述处理基础上，可针刺水沟、内关、百会、关元、气海等穴；若仍不省人事、呼吸细微、脉细弱者，应采用急救措施。

2.过敏反应：治疗部位若有皮肤过敏，立即停止治疗。用生理盐水冲洗施术部位，症状仍无缓解且出现皮肤过敏反应加重者，予口服西替利嗪片10mg或相应的抗过敏治疗。

3.烫伤：立即停止治疗，按照烫伤程度给予治疗。

【注意事项】

1.施行熏蒸疗法，注意掌握好温度和时间，应时时注意防止烫伤；各种用具应安装牢固稳妥，热源合理，药液不得接触皮肤。

2.熏蒸浴具要注意消毒。

3.根据病情选用对症的药物，不可一概而论。

4.小儿及智能低下、年老体弱者熏蒸时间不宜过长，且需家属陪同。

5.治疗期间对辛辣、油腻、甘甜等食物的摄入应适当控制。

6.为防止出汗过多带来的不良后果，可以在熏蒸时让患者适当饮水。

【现代医学研究】

1.王兴桂、郑曙光等通过研究发现贵州苗族熏蒸法能够有效抑制早期KOA家兔软骨组织中IL-1、TNF-α蛋白的表达，从而延缓KOA的病理进程。

2.张小珊等通过研究苗药熏蒸疗法对骨关节炎模型大鼠血清中一氧化氮（NO）含量的影响发现，苗医熏蒸对大鼠膝关节活动有明显的改善，与模型组比较，高浓度熏蒸组（高熏组）和低浓度熏蒸组（低熏组）的NO含量明显下降（$P < 0.05$）。表明苗药皮部熏蒸可以抑制骨性关节炎的疼痛及炎症反应。

3.郑曙光等探求苗医熏蒸疗法对兔早期激素性股骨头坏死血脂、血流变的影响。研究结果表明苗医熏蒸疗法能够改善激素导致的兔股骨头坏死病变部位的血脂和血液流变学指标。苗医熏蒸疗法能有效改善兔早期激素性股骨头坏死病变部位的血液供给。

4.郑曙光等通过观察苗医熏蒸验方对兔早期激素性股骨头坏死的防治作用发现，苗医熏蒸验方能够改善血脂和血流变学指标，降低股骨头中空骨陷窝率及骨小梁和股骨头软骨的破坏，从而预防早期肾上腺皮质激素性股骨头坏死。

5.王兴桂等通过探讨苗医熏蒸疗法对骨关节炎模型大鼠痛行为及滑膜组织中超氧化物歧化酶（SOD）、丙二醛（MDA）的影响发现，苗医熏蒸疗法可以改善骨性关节炎的疼痛及 MDA、SOD。

【评述】

苗医熏蒸疗法是苗医常用的特色外治法之一，苗医的熏蒸疗法因简、便、廉、效的特点深受各族人民的喜爱。苗医用药多采用鲜药生用，因此疗效突出、作用持久。苗药借助热气的熏蒸起到疏通气血、活血化瘀的作用，从而改善人体的健康状况。

虽然熏蒸疗法在当代已经取得了长足的发展，但其中仍然存在许多问题急需解决。一是对于熏蒸疗法的报道病例较少，数据较少，临床结论的可信度不高；二是熏蒸疗法在临床中操作不规范，难以形成统一的执行标准，再加上苗医师文化水平普遍偏低，进一步制约了熏蒸疗法的推广使用；三是缺少对熏蒸疗法作用机理的研究，大部分文献都是对其简单梳理，可靠性不足；四是熏蒸疗法主要还停留在基层，尚未在大医院推广使用。虽然苗医熏蒸疗法在发展上还面临诸多问题，但是研究者应该把握民族医药发展的良好形势，在继承中去完善、创新，从而更好地弘扬本民族的传统医药文化。相信在苗医理论日渐成熟的今天，熏蒸疗法这一古老技艺会发挥出越来越大的作用。

【参考文献】

[1] 杜江，邓永汉，杨惠杰 . 苗医绝技秘法传真 [M]. 贵阳：贵州科学技术出版社，2010：73-76，87-91.

[2] 王兴桂，郑曙光，周汉华 . 贵州苗族熏蒸疗法对早期 KOA 家兔软骨组织 IL-1、TNF-α 蛋白表达的影响 [J]. 贵阳中医学院学报，2017，39（6）：38-42.

[3] 张小珊，王兴桂，李佳，等 . 苗药熏蒸对骨关节炎大鼠血清中一氧化氮的影响 [J]. 时珍国医国药，2012，23（12）：3080.

[4] 郑曙光，戎志斌，施文甫，等 . 苗医熏蒸疗法对兔早期激素性股骨头坏死血流变化的实验研究 [J]. 贵阳中医学院学报，2012，34（3）：195-197，202-204.

[5] 王兴桂，陈波，李佳，等 . 苗医熏蒸疗法对骨关节炎大鼠痛行为及氧自由基的影响 [J]. 中华中医药杂志，2011，26（7）：1637-1639.

第二节　药浴疗法
Juab ndeud（薅荚哉鳅牟）

【概述】

药浴疗法又称洗浴法，包括"药浴法"和"药水冲洗法"，两法经常合用。本法是将药草煎成的药汤过滤后倒入盆内，以洗浴、浸泡全身或局部的方法，起到解毒、杀虫、消肿、止痒、祛风、止痛等作用。对于局部有创伤或不方便药浴的情况，用药液进行冲洗以达到消毒和治疗的目的。苗族、瑶族为近缘民族，瑶族的药浴众所周知，苗族的药浴同样使用广泛。

【治疗原理】

热水浴本身就有消除疲劳、促进新陈代谢的作用，药浴在此基础上加上药物的作用能达到更好的效果。人体在热浴中毛孔张开血液循环加快，有利于药物的吸收是其效果显著的重要原因。针对不同的疾病选用不同的药物使药浴的应用更加广泛。

药水冲洗法是以温热的药水冲洗，其作用机理与药浴相似，但强度弱一些，在不具备药浴条件的情况下也不失为一法。特别是对于局部有创口、有脓液、有腐肉的情况，药水冲洗法具有特殊的优势，既可避免交叉感染，又可清创消毒，还能发挥相应的化腐生肌、消肿止痛等作用，可谓一举多得。药水冲洗法是将苗药鲜药或干品熬煎好后，用药水浸泡、冲洗全身或局部病灶，起到疏经通络、调和气血、止痒止痛的作用，是治疗全身或局部病变的一种苗医外治方法。

【功效】

药浴疗法具有疏通腠理、祛风散寒、舒筋利节、行血散瘀、消肿止痛、排毒养颜等作用。

【适应证】

本法主要适应于皮肤、经脉、肌肉、关节、筋骨的病证，如风湿及类风湿性关节痛、肌肉酸痛、肌肉冷痛、腰痛、肩周炎、坐骨神经痛、肢体麻木、皮肤瘙痒、肛肠疾病等，同时具有养生、美容养颜、减肥瘦身、改善睡眠的作用。

【禁忌证】

1. 对药液过敏或皮肤溃疡破损处禁用。

2. 妇女经期不宜用此法坐浴和泡洗阴部。

3. 中度以上高、低血压病史，心脏功能不良，有出血倾向者不宜使用。

4. 全身药浴时如果出现轻度胸闷、口干等不适，可适当饮水；若有严重不适，应立即停止药浴。

【操作方法】

1. 器材准备

（1）器具：电磁炉、铁锅、木桶或盆、毛巾。

（2）经验方及用法

①治跌打肿痛：取岩五加、刺五加、透骨丹（凤仙花根）、八角枫叶枝各等份，煮水洗伤处，可消肿止痛。如全身重伤，可加重药量煮水，放入木槽内浸泡全身。

②治虫积：蛇床子、苦楝皮各 16g，水煎，临睡前洗肛门。

③治脚汗：用萝卜皮 250g 煮水，趁热泡脚，每日 1 次，数次止汗。加大白萝卜用量至 500g 时，按上述方法使用可治疗脚气。

④治风湿性关节炎：红禾麻（荨麻科植物荨麻）、桑寄生各等份，水煎为汤，供患者沐浴之用。

⑤治冻疮：取干辣椒 16g 煮水，趁热洗患处并浸泡可治冻疮，同时有止痒的作用。

⑥治疗过敏性皮肤病（风疹）：取新鲜韭菜叶 150g，紫背浮萍适量切碎，加入清水 1000mL 共煎 15 分钟后带渣倒入浴盆中，每天洗浴 2 次。又方：取雄鸡毛一束，煎煮后倒入浴盆中，每日 2 次。此二法对于过敏性荨麻疹、生漆过敏、花粉过敏等过敏性皮肤病都有较好的疗效。

⑦治神经衰弱：取海带 30g 切碎，生龙骨 60g 捣绒，加水 500～1000mL 煎煮 30 分钟，带渣倒入浴盆中，临睡前浸浴 15 分钟。本法具有镇静安神的作用，对于神经衰弱所致的失眠有明显疗效。

⑧治盗汗：桃叶适量，水煎洗澡。

⑨治脚气肿胀：用杨柳须根、土一枝蒿、威灵仙各等份，煮水，趁热洗浴并浸泡双脚可消肿。

2. 操作流程

将药物放入铁锅加水煎沸，去渣取液倒入木盆中，待药液温度低至不烫手时，用药水浸泡，或用毛巾浸渍药液后反复多次擦拭病变部位或全身，药汁不热时重复加热，每日 1～2 次，1 剂药用 1 天，洗毕注意保暖。

【意外情况及处理方案】

1. 过敏反应：治疗部位如有皮肤刺激或过敏，立即停止治疗，用生理盐水冲洗施术部位，症状仍无缓解且出现皮肤过敏反应加重者，予口服西替利嗪片 10mg 等抗过敏治疗。

2. 烫伤：立即停止药浴，并按照烫伤程度给予治疗。

【注意事项】

1. 药浴法应注意保持温度，及时补充热液或加热再用。

2. 药液温度要适宜，以免烫伤皮肤。

3. 根据不同的病情选用相应的药物。

4. 外洗后要用干毛巾擦干患部，注意避风寒和保暖。

5. 药物煎煮时加水要适量，水过多则药液浓度降低；煎煮的时间要根据药物的性质而定，芳香性药物一般煮沸 5～10 分钟，块状和根茎类药物则需煮 30 分钟。

6. 治疗时，要注意外部环境不宜过冷，否则易感冒。

【现代医学研究】

1. 有研究对外感风热的发热患儿采取药浴疗法的方案进行疗效评价。方法选取 2016 年 5 月 1 日—2017 年 5 月 1 日小儿外感风热发热患儿 200 例，进行分组治疗观察。结果：观察组外感风热的发热患儿在治疗后，治疗起效时间及解热时间均显示快于对照组（$P < 0.05$）。针对小儿外感风热发热实施药浴疗法的方案治疗，其效果理想。

2. 西医学认为皮肤给药是药物中的大分子及水溶性物质通过毛孔、汗孔被吸收，少量可通过表面细胞间隙渗透进入真皮的方法。药物经皮吸收可避免口服引起的首过效应、胃肠反应等。

【评述】

药浴疗法是苗医常用的特色外治法之一，以药浴之法外开毛孔、百窍、腠理，内达脏腑、经络，则四肢、肌肤、骨髓、气血、三焦无不相通。本法相对成熟，疗效确切、安全可靠、操作简便、价格低廉，易于被患者接受，同时容易学习，易于推广。现代研究表明，药浴液中的药物离子通过皮肤黏膜的吸收、扩散、辐射等途径进入体内，直接针对病因、病位发挥治疗作用；同时，能提高皮肤温度，使毛细血管扩张，促进血液循环，增加局部血氧供给，改善微循环，维持皮肤正常的新陈代谢；药物在熏蒸浴疗过程中经皮肤、黏膜等渗透与扩散到体内，不仅发挥了药理作用，还避免了对消化道的刺激及首过效应，达到治疗疾病的目的。

【参考文献】

[1] 杜江，邓永汉，杨惠杰．苗医绝技秘法传真 [M]．贵阳：贵州科学技术出版社，2010：99-100．

[2] 李华南，江涛．药浴疗法的方法学思考 [J]．中医外治杂志，1999，8（1）：6-7．

[3] 杜江，邓永汉，杨惠杰．苗医绝技秘法传真 [M]．贵阳：贵州科学技术出版社，2010：102-103．

[4] 李可．对小儿外感风热发热给予药浴疗法治疗的效果观察 [J]．中西医结合心血管病电子杂志，2018，6（13）：70．

[5] 陈文贵．对中药皮肤给药途径的探讨 [J]．黑龙江中医药，1995（4）：41-44．

[6] 孙秀娟，周春祥．药浴疗法作用机理探析 [J]．江西中医药大学学报，2007，19（5）：25-26．

[7] 李慧娟．中草药浴养生思想以及科学化发展研究 [D]．南京：南京中医药大学，2014：10．

[8] 刘卫兵．中药泡浴治疗银屑病 78 例 [J]．人民军医，1998，41（2）：106-107．

[9] 李杨波，赵晖，白明，等．中药外用毒性的特点与分析 [J]．世界中医药，2020，15（3）：381-384．

第三节　蒸冻疮疗法
Job naot cangb ndeud（荀洞包鳅牟）

【概述】

轻微的冻疮可以自愈或容易治愈，严重的冻疮虽不致命但会给患者带来不便。目前在治疗上，无论是西医还是中医都没有什么好的办法。苗医在治疗重度冻疮上有一种简单易行的方法，治疗各种冻疮有很好的效果，特别是对于重度的冻疮有明显优势，这就是蒸冻疮疗法。

【治疗原理】

苗医认为冻疮是严冬时节，冷毒侵体后使四肢及其他气血供给不足的区域气血凝结、瘀阻不通而形成的。轻者伤浅，仅皮肤络脉气血凝滞，患部失去温煦、濡养而受损。重者伤深，肌肉、脉络气血凝涩不通，患处不得濡养，或暴冻着热，发生溃烂，甚者损伤筋骨。故在治疗上以化瘀消肿、温经散寒、活血止痛为主。以热气化解冷毒，用强力的热蒸汽推动气血的运行，使瘀积得以消散，冻疮得以消除。

【功效】

蒸冻疮疗法具有祛寒温经活血、补阳通络止痛等作用。

【适应证】

本法适用于各种冻疮、风湿病等疾病。

【禁忌证】

1.对石灰过敏者禁用。

2.皮肤糜烂、渗液、流脓、感染或缺失者禁用。

3.急性炎症、急性出血（如发生于急性创伤时的出血）、外周血管疾病者禁用。

【操作方法】

1.器材准备

（1）器具：盆1个、小凳子1个、毛巾1条。

（2）药物：生石灰适量。

2.操作流程

取生石灰适量，在盆中放置1个小凳子，然后加入适量的水，逐步将生石灰加入水中，使其产生热蒸汽，熏蒸患处，利用的是药力和热力的联合作用。如果是足上的冻疮，让患者除去鞋袜，端坐后，将患足放在盆内小凳子之上，使热蒸汽熏蒸足部，温度以患者能承受为度，盆口用湿毛巾覆盖，以免蒸汽外泄。如果冻疮在手部，将手平放在小凳子之上，做法与上述方法相同。温度过高时可适当揭开毛巾降低温度后再蒸，持续半小时以上。隔日1次。

【意外情况及处理方案】

1.过敏反应：治疗部位如有皮肤过敏，立即停止治疗。用生理盐水冲洗施术部位，症状仍无缓解且出现皮肤过敏反应加重者，予口服西替利嗪片10mg等相应的抗过敏治疗。

2.烫伤：立即停止治疗，按照烫伤程度给予相应治疗。

【注意事项】

1.通过调节石灰的量来调节温度，以患者能忍受为度。温度过高易致烫伤，过低则达不到应有的效果。

2.小凳子应高出水面，防止石灰水溅伤皮肤，但不能高出盆口，否则不便于毛巾的覆盖。

3.施行熏蒸疗法时，各种用具宜牢固稳妥，防止烫伤，药液不应接触皮肤。

4.熏蒸时间每次不宜超过1小时，以30分钟至1小时为佳。

5.老人及身体虚弱者应注意坐稳，以免跌倒摔伤。

【现代医学研究】

目前暂无苗医蒸冻疮疗法的现代医学研究。

【评述】

蒸冻疮疗法是苗医常用的特色外治法之一。其技法相对成熟，疗效确切、安全可靠、操作简便、价格低廉，容易被患者接受，同时便于学习，易于推广。冻疮多发于寒冷地区或严冬初春等寒冷季节。病因为正气虚弱，外寒内侵。素体虚弱者每至寒冷季节，复受寒邪侵袭，局部血脉凝滞，经络不通，血滞脉阻，聚为痈肿冻疮。因此在治疗上以温经散寒、活血通络、补益气血为原则，疗效显著。冻疮好发于手足、面、耳等暴露部位。防治本病除注意冬季保暖、加强锻炼外，可以采用苗医蒸冻疮疗法联合使用中医药治疗。

【参考文献】

[1] 杜江，邓永汉，杨惠杰.中国苗医绝技秘法 [M].贵阳：贵州科学技术出版社，2014：70-71.

[2] 鲍丽丽.冻疮的中西药治疗近况 [J].云南中医中药杂志，2008，29（3）：54-55.

[3] 丁华.中药泡洗治疗冻疮 236 例 [J].中医外治杂志，1999，8（4）：20.

[4] 何庭华，范文昌，梅全喜，等.中药熏蒸疗法临床应用研究进展 [J].亚太传统医药，2011，7（3）：140-142.

第四节　沸汤灌顶疗法
Nbout nbud couk houd ndeud（荀唔啵鳅牟）

【概述】

沸汤灌顶疗法是广西苗医所创的一种用于治疗精神分裂症的特殊疗法。本法将选定的 23 味药物，加水以大火煎煮成沸汤，并保持沸腾状态备用；取适量高温药液，向患者头顶浇淋，直至头顶有竖起的头发，将竖起的头发拔掉为完成一次治疗。每隔 1 周进行 1 次治疗，一般 3～4 次后，患者再无竖起的头发，病即告愈。本法看上去十分惊险，但疗效显著，若非深知原理，断不可轻易使用。

【治疗原理】

苗医认为"病根毛发"，精神分裂症与头顶的头发有着密切的关系。沸汤灌顶疗法是通过对身体、精神的强烈刺激，并拔除与疾病有关的毛发，从而达到治疗疾病的目的。因该法存在安全方面的隐患，故仅介绍大概情况，在临床上不知深理，不可轻易效仿。

【功效】

沸汤灌顶疗法具有镇静、刺激身体和精神等作用。

【适应证】

本法适用于疯狂病，相当于西医学的精神分裂症、癫痫病。

【禁忌证】

1. 过敏体质、有传染性皮肤病及对配方相关药物过敏者禁用。

2. 操作部位皮肤破损、溃烂、瘢痕、水肿者禁用。

3. 未曾深入了解此操作者慎用。

【操作方法】

1. 器材准备

（1）煎药锅，用于药物煎煮及储存（亦可用大鼎锅、搪瓷锅、不锈钢锅等）。

（2）苗药：乌金稀、乌灵芝、乌仙头、乌布书树、乌苏杜、乌仙背、蒙知能、肿节风、土千斤、大头竹、大九牛胆、五指树、燕子尾树、棉叶角罗树、红叶黄皮树、枫树寄生、荷叶树寄生、和目寄生、老娃双、红凉伞、黄皮藤、鸟视血、苋布百23味药物，各适量。（《中国苗医绝技秘法》）

2. 操作流程

将23味药物（生鲜药为佳）放入锅中，加水至药面以上3～5cm，以大火煎煮至沸汤，令患者除去衣物，取高温药液，从患者头顶处浇淋，直至头顶出现竖起头发，将竖起的头发拔除，为治疗结束。每隔1周重复1次治疗，一般3～4次，患者无再竖起的头发，病即告愈。

【意外情况及处理方案】

1. 晕厥：立即停止治疗。嘱患者平卧，注意保暖，轻者仰卧片刻，予饮温水或糖水；重者在上述处理基础上，可针刺水沟、内关、百会、关元、气海等穴；若仍不省人事、呼吸细微、脉细弱者，应采用急救措施。

2. 过敏反应：治疗部位若有皮肤刺激或过敏，立即停止治疗。用生理盐水冲洗施术部位，症状仍无缓解且出现皮肤过敏反应加重者，予口服西替利嗪 10mg 等相应的抗过敏治疗。

3. 烫伤：若施治部位出现轻度烫伤，用冷水浸洗患处半小时；若出现大水疱，可用消毒针刺破边缘，涂抹烫伤膏；若出现脱皮等严重情况，以干净布包住创面，及时送往医院。

【注意事项】

1. 不知深理者，不可轻易尝试。

2. 不可使用铁锅、铝锅等煎煮药物。

3. 施治部位出现皮肤溃烂、脓肿等情况禁用。

4. 治疗前向患者介绍此法的操作方法，可能出现的不良反应如皮肤过敏、烫伤等，以及处理措施，消除患者疑虑。

5. 治疗过程中注意观察患者的反应，如有不适，立即停止操作，密切注意血压、心率变化，积极救治。

【现代医学研究】

暂无此疗法现代医学相关研究。

【评述】

沸汤灌顶疗法由广西苗医所创。据记载，此法对于精神分裂症的治疗效果奇佳，但因此法所用的 23 味药物多为苗医名，未能进一步考证。且此法在实际操作中看上去十分惊险，是将煮沸的药液在温度降下之前，从患者头顶浇下，是一种特殊疗法，存在较大的安全隐患，甚则令患者惊恐万分、大喊大叫，增加了患者的心理负担及施治难度。上述原因造成了尚无医者进行临床效果研究的现象，非深知原理者，断不可轻易尝试。因此，此法的临床疗效有待考证。

【参考文献】

[1] 杜江，邓永汉，杨惠杰.苗医绝技秘法传真 [M].贵阳：贵州科学技术出版社，2010：42-44.

第五节 尿砖熏洗疗法
Ril zhuangb nkot ncuat ndeud（妞咔颥鳅牟）

【概述】

尿砖熏洗疗法是苗医特有的一种疗法。此法以人尿为介质，通过热砖加热，利用尿液的蒸汽熏洗患处。此法简朴、实用，可舒筋活血、祛毒行气，尤宜于治疗风湿类疾病。

【治疗原理】

苗医认为人体的尿液（尤以男童尿为佳）具有良好的舒筋活血、行气之效，利用尿液蒸汽的热能及药效的双重作用以达到舒筋活血、祛毒行气的效果。本法可以促进血液循环、新陈代谢，改善局部营养以及全身功能。

【功效】

尿砖熏洗疗法具有舒筋活血、祛毒行气等作用。

【适应证】

本法适用于风湿类疾病、局部跌打损伤、陈年旧伤等，相当于西医学的风湿性关节炎、类风湿关节炎等。

【禁忌证】

1.过敏体质、有传染性皮肤病者等禁用。

2.操作部位皮肤破损、溃烂、瘢痕、水肿者禁用。

3.合并心脑血管疾病，肝、肾等严重功能障碍及精神疾病患者禁用。

4.头面部禁用。

5.大动脉所过处禁用。

6.妊娠及哺乳期妇女禁用。

7.有出血性疾病或出血倾向者禁用。

【操作方法】

1.器材准备

（1）器具：木盆 1 个，青砖或红砖数块，短于木盆的木条数根。

（2）液体：人尿适量（男童尿液最佳）。

（3）其他：棉被 1 条备用。

2.操作流程

取 1 个木盆，倒入 15kg 左右的尿液。取 6 块左右的青砖或红砖置于柴火中烧透（具体时间看烧的程度而定），将烧透的砖块迅速放入木盆里，将宽 5cm 左右的木条铺于木盆之上，待盆里的尿液开始蒸发，则迅速将患部置于木盆上的木条上，取棉被包裹患部及木盆，以防热气散发。熏蒸半小时左右，将木盆里的砖块取出，让患部于热尿中浸泡，至尿液冷却为止，再用热水清洗患部，随后推拿按摩 20 分钟左右，强化疗效，一般每日 1 次。

【意外情况及处理方案】

1.过敏反应：治疗部位若有皮肤刺激或过敏，立即停止治疗。用生理盐水冲洗施术部位，症状仍无缓解且出现皮肤过敏反应加重者，予口服西替利嗪片 10mg 等相应的抗过敏治疗。

2.烫伤：若施治部位出现轻度烫伤，用冷水浸洗患处半小时；若出现大水疱，可用消毒针刺破边缘，涂抹烫伤膏；若出现脱皮等严重情况，以干净布包住创面，及时送往医院。

【注意事项】

1.治疗室保持空气流通，以防气味过重，引起不适。

2.治疗时应保持温度适宜，以免过热烫伤人体，过冷则达不到效果。

3.多用于局部治疗。

4.不宜用于小儿疾病的治疗。

5.治疗前向患者介绍此法的操作方法，可能出现的不良反应如皮肤过敏、烫伤等，及处理措施，消除患者疑虑。

6.治疗过程中注意观察患者的反应，如有不适，立即停止操作，密切注意血压、心率变化，积极救治。

【现代医学研究】

暂无此疗法现代医学相关研究。

【评述】

中医学应用人尿治病的历史悠久，早在马王堆汉墓医书中就有人尿治病的记载，东汉张仲景也有运用人尿的汤方。尿砖熏洗疗法是苗医的一种特有疗法，具有舒筋活血、祛毒行气的功效。其操作简单、疗效确切、安全可靠、价格低廉，但因人尿有刺激性气味，所以患者接受程度偏低。然此法对风湿类疾病有特殊疗效，若能减少尿液的特殊气味，运用现代科学技术提取尿液中的有效成分，可以提高其应用价值，更易于被患者接受。

【参考文献】

[1] 杜江，邓永汉，杨惠杰.苗医绝技秘法传真 [M].贵阳：贵州科学技术出版社，2010：54-56.

第七章　苗医熨敷类疗法

第一节　熥药疗法
Shob juab ndeud（捎嘎括伐）

【概述】

熥药疗法是苗医外治法中颇受患者喜爱的疗法之一。本法是在药包的基础上配合拍、按、揉等手法治疗患部，利用熥药包的热力、药包内的药效以及推拿手法达到治疗效果。此法可使患者在舒适的治疗体验中取得药到病除的疗效。熥药疗法尤适用于治疗各种骨关节、软组织慢性损伤等疾病。这是苗医常用疗法，至今仍在民间流传应用。

【治疗原理】

苗医认为"壅塞为病，通达为康"，壅塞不通是造成疼痛的主要因素。苗族医家认识到患者因长期固定姿势不变、劳逸过度或跌仆闪挫等致身体某关节筋肉受损，或因久病不治迁延不愈、禀赋不足、外邪内侵关节筋肉等致关节筋肉失养，或因气血亏虚致关节、筋肉气血闭阻不通，从而导致肌肉关节疼痛。在治疗上当以疏通筋脉、行气活血为主。本法的原理将药物的药效和热疗相结合，利用温热效应，使皮肤毛孔扩张，药热渗透，充分发挥药理效应，缓解肌肉痉挛、促进局部血液循环、改善局部代谢、促进炎症吸收和消散。熥药疗法是将具有疏通筋脉、行气活血的苗药打磨成粉，经蒸煮后加强药力的渗透性及温通作用，并结合拍、按、揉等手法以达到舒筋活血、消肿止痛等效果。

【功效】

熥药疗法具有舒筋活血、消肿止痛等作用。

【适应证】

本法适用于关节痛、颈肩腰腿痛、扭伤、劳伤等疾病。

【禁忌证】

1. 过敏体质、有传染性皮肤病及对熥药疗法配方中相关药物过敏者禁用。

2. 操作部位皮肤破损、溃烂等禁用。

3. 有出血性疾病或出血倾向者禁用。

4. 婴儿、孕妇禁用。

【操作方法】

1. 器材准备

（1）针具：不锈钢持物钳1把，厚毛巾1条，大药包（25cm×20cm）1个，小药包（20cm×10cm）1个，大布袋（50cm×22cm）1个，中布袋（40cm×12cm）1个。

（2）熥药：大血藤、狗脊、续断、茖叶细辛、三角风、四块瓦、九盘龙、爬岩浆、阎王刺、透骨香、花椒各适量。（《中国苗医绝技秘法》）

2. 操作流程

（1）药包准备：根据患者病情进行药物及药包准备。将药包蒸煮，使药中的有效成分被充分蒸出。首次蒸煮时需用温水将药包内的药物充分浸润，再放入不锈钢蒸锅内蒸煮40分钟以上；如是第二次使用，蒸煮时间控制在10～20分钟即可。每个药包可重复使用5～7次。每个患者需准备2个药包，每次使用后需标记患者姓名，放于通风处待药包冷却后置于冷藏柜中储存。

（2）手法操作：让患者充分暴露患处皮肤，将蒸煮好的药包，用持物钳取出，以厚毛巾包裹，挤出多余药液，再将药包装入大小适中的布袋中，双手握紧药袋两端，上下快速抖动，垂直于患部皮肤拍打受术部位。拍打力度由轻到重，拍打顺序由近心端到远心端。待受术部位皮肤潮红，药包温度下降至50～55℃时，将拍打手法改为㨰、揉，由上至下来回㨰揉，操作频率视情况而定；待药包温度下降至45～50℃时，将㨰揉手法变为双手叠按手法，由上至下缓慢移动，此法可促进药力及热力的渗透；待药包温度降至40℃以下，从保温锅中取出另一个蒸好的药包，重复上述操作2次即可。每次操作20～30分钟，根据患者情况，每日进行1～2次，连续7天为1个疗程。

【意外情况及处理方案】

1. 水疱：立即停止治疗。用1%的碘伏消毒液涂擦灼伤部位2次，利用皮试针头将水疱中的渗液放出，不得扩大创面，放出渗液后再用新洁尔灭消毒1次，最后用1%甲紫溶液涂擦灼伤部位即可。每日1～2次，并保持灼伤部位皮肤干燥，1周左右即可痊愈。

2. 过敏反应：治疗部位若有皮肤刺激或过敏，立即停止治疗。用生理盐水冲洗施术部位，症状仍无缓解且出现皮肤过敏反应加重者，予口服西替利嗪片10mg及相应的抗过敏治疗。

3. 皮肤破损：立即停止治疗。用生理盐水冲洗患处，将皮肤表面的残余药液冲洗干净，再用1%的碘伏消毒液或新洁尔灭消毒液涂擦患处2次，最后用无菌纱布覆盖创面并固定，每2日换药1次，1周左右即可痊愈。

【注意事项】

1. 治疗室保持整洁，温度适宜。

2. 应用熥药疗法前，首先要明确病情，按疾病需要选择治疗部位，然后按照规程进行操作。

3. 注意操作时结合药包温度随时调节操作的速度，防止烫伤。

4. 经常用手触摸操作部位皮肤，操作全程保持受术部位皮温在45℃左右，防止烫伤。

5. 治疗过程中注意观察患者的反应，如有不适，立即停止操作，密切注意血压、心率变化，积极救治。

【现代医学研究】

1. 骨科熥药方外敷，处方：补骨脂、鸡血藤、伸筋草、木瓜、续断、透骨草、海螵蛸各15g，杜仲、红花、羌活、乳香、牛膝、独活、桂枝、血竭各12g。将上述药物粉碎后用高度（52%～56%）白酒浸湿，放入布袋中，将药袋放置在蒸锅里，水开后蒸20分钟。取出药袋，待温度降至40℃时，放置在患侧膝关节。每天2次，每次30分钟，1个月为一疗程。经治疗30例，治愈4例，显效10例，有效12例，总有效率为86.7%。

2. 临床研究显示，骨科熥药汽雾透皮疗法通过热效能的传递作用使药效直接到达病变部位，可以避免口服非甾体抗炎药物对胃肠道的损伤，降低药物的毒副作用。

【评述】

熥药疗法是苗医外治法中颇受患者喜爱的疗法之一，尤善于治疗各种骨关节、软组织慢性损伤等疾病，能达到汤、丹、丸、散等剂型所达不到的效果，具有疗效高、不良反应少和操作方便等优点。熥药选取中草药为原料，不仅具有理疗作用，更有综合性的药物作用。本法将中草药药效和热疗相结合，温热效应使表皮毛孔扩张，药物分子被肌肤吸收而渗透至筋骨，使药物有效成分直达病所，充分发挥药物对局部病变组织的药理效应，从而起到疏通筋脉、行气活血等作用。其技法相对成熟，疗效确切、安全可靠、操作简便，易于被患者接受，同时容易学习，易于推广。此法可使患者在舒适的治疗感受中得到明显的疗效。

【参考文献】：

[1] 王明远.熥药外敷治疗肩周炎的临床疗效观察 [D].哈尔滨：黑龙江中医药大学，2016：20-21.

[2] 王凡星，姜翠花，朱宏锦，等.综合巧法治疗肩周炎 70 例 [J].中医外治杂志，2010，1（4）：182-183.

[3] 申秉炎，戚晴雪.骨科熥药治疗瘀血痹阻型膝关节骨性关节炎疗效观察 [J].新中医，2018，50（7）：114-116.

[4] 王丰，伍晓靖.骨科熥药汽雾透皮疗法治疗寒湿阻络型晨僵 91 例 [J].中医外治杂志，2007，16（4）：28-29.

第二节　外敷疗法
Waif lot ndeud（诊伦括伐）

【概述】

外敷疗法是苗医常用的传统治疗方法之一。本法将新鲜药物晒干，研磨成粉，加水或其他赋形剂调匀成糊状，直接敷在皮肤或穴位上，通过对皮肤的刺激和药物成分的双重作用，达到治病的目的。临床上可根据病情需要，采用不同的药物和制剂，选择不同的外敷疗法如湿敷、冷敷、包敷等，其中包敷是苗医最古老、常用的传统治疗手段之一。外敷疗法可以发挥舒筋活血、通络止痛、清热解毒、祛瘀生新等功效。

【治疗原理】

苗医认为，疾病有"冷病"与"热病"之分，根据"治热以冷药、治冷以热药"的理论认识将药物分为"冷性药"和"热性药"来治疗疾病，根据不同的病情，选用不同的药物外敷。外敷法使药物的有效成分不经消化道吸收而是直接接触皮肤渗入体内，通过经络气血传导调节人体气血津液、脏腑经络等，以达到防病治病的目的。

【功效】

外敷疗法具有舒筋活血、通络止痛、清热解毒、祛瘀生新等作用。

【适应证】

本法适用于跌打损伤、瘀血红肿、疔疮痈肿初起、毒蛇毒虫咬伤、风湿骨痛麻木等疾病。

【禁忌证】

1.过敏体质、有传染性皮肤病及对外敷配方相关药物过敏者禁用。
2.操作部位皮肤破损、溃烂、瘢痕、水肿者禁用。
3.孕妇腰骶部、婴幼儿禁用。
4.有出血性疾病或出血倾向者禁用。

【操作方法】

1.器材准备

（1）器具：医用纱布、油、压舌板、胶布、绷带。

（2）敷药：将动物类药物或者新鲜药物晒干，研磨成粉，加水或其他赋形剂调匀成糊状。

配方一（苗药通痹散）：艾叶、伸筋草、金刚藤、豨莶草、五匹风、四块瓦、土牛膝、炒骨碎补、炒路路通。

配方二（苗药三黄拔毒散）：土大黄、大风子、姜黄。

配方三（苗药颠倒散）：土大黄、桑叶。

2.操作流程

将苗药粉末用热水（70～80℃）或醋、蜜等调制成糊状，平摊于棉垫或者纱布上，并在药物上加一大小相同的棉纸或纱布，将其敷于患处，用胶布或绷带固定。每日2次，每次30分钟，10次为1个疗程。

【意外情况及处理方案】

1.过敏反应：治疗部位如有皮肤刺激或过敏，立即停止治疗。用生理盐水冲洗施术部位，症状仍无缓解且出现皮肤过敏反应加重者，予口服西替利嗪10mg等相应的抗过敏治疗。

2.烫伤：若施治部位出现轻度烫伤，用冷水冲洗患处半小时；若出现大水疱，可用消毒针刺破边缘，涂抹烫伤膏；若出现脱皮等严重情况，以干净的纱布包住创面，及时送往医院。

【注意事项】

1.治疗前后清洁皮肤。

2.敷药后，妥善固定。

3.进行热敷时，应把握好温度，以免烫伤皮肤。

4.小儿皮肤娇嫩，用药量宜小，用药时间不宜过长。

5.严格遵守操作程序，准确掌握敷药的毒性，以防中毒。

6.治疗前向患者介绍外敷疗法的操作方法、可能出现的不良反应，如皮肤过敏等，以及处理措施，消除患者疑虑。

7.治疗过程中注意观察患者的反应，如有不适，立即停止操作，密切注意血压、心率变化，积极救治。

【现代医学研究】

袁庆忠以苗医民间验方用熏蒸法治疗痹证。其方法是将药物置入锅内煎煮，将药物蒸汽导入特制的熏蒸箱内，让患者熏蒸20～30分钟。治疗117例，治愈68例，显效29例，好转13例，无效7例，总有效率94%。

【评述】

外敷疗法是苗医最常用的传统治疗方法之一，具有舒筋活血、通络止痛、清热解毒、祛瘀生新之效。其技法相对成熟、疗效确切、安全可靠、操作简便，容易被患者接受，同时便于学习，易于推广。前期临床研究证明，外敷疗法的有效率在 90% 以上。外敷疗法在中医外治法中也有应用，可见其疗效较稳定。外敷疗法分多种类型，可根据不同患者的病情需要调整，并不拘泥于一种方法。外敷疗法是比较古老、常用的传统治疗手段之一，当代苗医研究者应在传承中创新，在创新中求高效。

【参考文献】

[1] 杜江，邓永汉，杨惠杰 . 苗医绝技秘法传真 [M]. 贵阳：贵州科学技术出版社，2010：83-85.

[2] 田华咏，田苪 . 略论中国苗医特征及其对人类医学的贡献 [J]. 中国民族医药杂志，2007，13（9）：2-4.

[3] 袁庆忠，云忠祥 . 苗医药物熏蒸疗法治疗痹证 117 例临床研究 [J]. 中国民族民间医药，1994，11（6）：3-4.

第三节 敷脐疗法
Blat ndeuk ndeud（魔度括伐）

【概述】

敷脐疗法简称"脐疗"，是苗医包敷法中较为常用的一种治疗方法。敷脐疗法是将选定的药物以合适的调配剂（如凡士林、蜂蜜、鸡蛋等）调配成膏剂然后放在脐上，也就是神阙穴上，然后用纱布等物覆盖在脐上以固定，随后根据病情和药物的情况进行换药的一种外治疗法。因其制作简单，操作简便，疗效显著，一直被沿用至今。

【治疗原理】

敷脐疗法是一种古老而传统的常用治疗方法。一般是根据病情选定方药，以凡士林等物调配为膏剂，然后包敷在患者的脐部，使药力渗透皮肤进入体内来调整脏腑气血功能，从而达到扶正祛邪、调整阴阳、治疗疾病的目的。本疗法在临床广为应用，优点是药物直接随筋脉气血传导以治疗疾病，不经过消化道吸收，无胃肠反应，无肝脏的首过效应。

【功效】

敷脐疗法具有扶正祛邪、调节气血、调整脏腑功能等作用。

【适应证】

本法广泛用于消化系统疾病、呼吸系统疾病、内分泌系统疾病、泌尿生殖系统疾病、神经系统疾病以及一些疑难杂症的治疗。

【禁忌证】

本法无绝对禁忌证，但敷脐时选用的药物一定要与疾病相符合。

【操作方法】

1. 根据病情选定方药。

（1）消化系统疾病：苗药益气化湿散加减（苗药秘验方）。

（2）呼吸系统疾病：苗药清肺散加减（苗药秘验方）。

（3）内分泌系统疾病：苗药康复宁散加减（苗药秘验方）。

（4）泌尿生殖系统疾病：苗药利湿散加减（苗药秘验方）。

（5）神经系统疾病：苗药活血通脉散加减（苗药秘验方）。

2. 将选定的药物散剂与凡士林等调配为膏剂。

3. 将患者的脐部清洁干净后拭干水分，再将配制好的药膏置入脐中，随后用纱布敷盖并用胶布固定。

4. 疗程：根据病情及皮肤耐受程度，1～2天换药1次，或3～5天换药1次。

【意外情况及处理方案】

1. 皮疹：敷脐后如果脐部出现皮疹、皮肤痒痛等情况，应暂停3～5天，待皮疹消去后再进行敷治；如皮疹严重，用抗过敏药物进行处理然后改用其他疗法。

2. 过敏反应：治疗部位如有皮肤刺激反应或过敏现象，应立即停止治疗，症状仍无缓解且出现过敏反应加重，可予口服抗过敏药物或其他相应的抗过敏治疗。

【注意事项】

1. 治疗前后需严格消毒，防止感染。

2. 治疗室保持整洁干净，温度适宜。

3. 明确疾病，辨证施治，正确配制敷脐药物。

4. 敷脐疗法显效较慢，需治疗一段时间后才能产生效果，需叮嘱患者耐心治疗，不可在早期随意更换治疗方案。

5. 此法对有些病收效较慢，因此治疗时可配合内服药物、针灸、推拿等疗法以提高疗效。

【现代医学研究】

1. 徐雪燕用针刺疗法（选刺上星、百会、下关、颊车、地仓、廉泉等穴位）联合敷脐疗法（白术、厚朴、苍术、丁香、半夏研磨成粉后，用食用米醋调制成糊状），治疗小儿脑瘫流涎症。结果显示针刺结合敷脐疗法可有效治疗小儿脑瘫流涎症。

2. 尹学永等用益气升阳解毒方联合敷脐疗法治疗溃疡性结肠炎。治疗组内服益气升阳解毒方，同时取药粉用醋调成糊状置于神阙穴。结果显示治疗组综合疗效显著高于对照组（口服美沙拉秦肠溶片），有效缓解临床症状的同时改善黏膜炎性病变，促进溃疡的愈合。

3. 任林军等采用敷脐疗法治疗肿瘤患者的腹水。敷脐治疗组采用党参、牵牛子、甘遂、半夏、茯苓等中药治疗肿瘤腹水。结果显示，治疗后，治疗组超声下腹腔积液较对照组（轻者暂不予治疗，重者常规治疗）明显减少。

4. 霍磊等采用吴茱萸敷脐疗法恢复腹部术后患者早期的胃肠功能，于患者术后第1天开始给予吴茱萸敷脐疗法。结果显示，治疗组70%以上的患者24小时内肛门排气，吴茱萸敷脐疗法促进了患者胃肠功能的恢复。

5. 曹雪梅等采用敷脐疗法治疗原发性痛经，将当归、红花、川芎、延胡索、小茴香、肉桂、细辛等药物研磨成粉，用黄酒调和敷于脐上。结果显示治疗组有效率95.35%，疗效明显优于口服布洛芬片对照组。

【评述】

敷脐疗法是苗医常用的特色外治法之一，是将药物研成细末，制成膏剂，敷于脐部即神阙穴，用以治疗全身性疾病的方法。药物敷脐疗法，用药量少，不用口服，对胃肠无不良刺激，方法简单，便于操作，属无创性治疗，容易被患者接受。脐位于人体中点，属于任脉。任脉为阴脉之海，任脉与督脉相表里，督脉为阳脉之海，因此任脉和督脉总理全身经脉的阴阳，故脐为阴阳气交之处。脐又是冲脉循行之处，而任、督、冲三脉一源三歧，将药物敷于脐中，药力随气上下升降，输布全身而直达病所。奇经八脉和十二经脉相通，药物随经气的循行，散布于全身各处。因此，药物敷脐可调节经络的功能活动，发挥治病作用。

【参考文献】

[1] 杜江，邓永汉，杨惠杰．苗医绝技秘法传真 [M]．贵阳：贵州科学技术出版社，2010：83-85.

[2] 梁伍，袁碧仪．敷脐疗法的临床应用现状与思考 [J]．中医研究，2009，22（8）：61-62.

[3] 徐雪燕．针刺结合敷脐疗法治疗小儿脑瘫流涎症的临床疗效观察 [J]．中西医结合研究，2017，9（5）：258.

[4] 尹学永，王志文，冯宝静．益气升阳解毒方择时服药联合敷脐疗法治疗溃疡性结肠炎疗效观察 [J]．四川中医，2016，34（5）：85-87.

[5] 任林军，曲保利，陈宇宏，等．敷脐疗法在肿瘤患者腹水治疗中应用的临床观察 [J]．中国医药指南，2014（36）：230-231.

[6] 霍磊，崔乃强，赵二鹏，等．吴茱萸敷脐法促进腹部术后胃肠功能恢复临床观察 [J]．河南中医，2012（11）：1473.

[7] 曹雪梅，张洛琴．敷脐疗法治疗原发性痛经43例 [J]．中医外治杂志，2011，20（4）：20-21.

[8] 朱林存，李婷．敷脐疗法再认识 [C]// 中华中医药学会民间传统诊疗技术与验方整理研究分会学术年会．2012：98.

第八章　苗医刮擦抹类疗法

第一节　灰疗法
Choud ndeud（邵督括伐）

【概述】

灰疗法是苗族民间常用的一种外治疗法，此法在大苗山等地盛行。本法以柴火刚烧过后形成的热灰为介质，将其覆在患者体表或在患者身上刮搽，以达到治疗疾病的目的。灰疗法是一种简单易行的苗族外治法，因其原料来源丰富、廉价易得、功效明显的优点而盛行于民间。

【治疗原理】

灰疗法是利用热灰中火之余热、热灰的特性、灰中多种矿物质的作用。一方面干燥的热灰具有较强的吸附能力能吸出毒素，另一方面通过热熨的物理刺激和灰中的各种微量元素作用以促使毛细血管扩张，加强血液循环，加快新陈代谢而达到祛散冷毒、疏通筋脉、除湿止痛等目的。

【功效】

灰疗法具有祛散冷毒、疏通筋脉、除湿止痛等作用。

【适应证】

本法可分为搽灰团法、搽灰碗法和扑灰碗法。前两法适用于各种风湿疾病、痧证、身体酸胀疼痛、头痛、高热等，后法适用于小儿阴寒腹痛、消化不良、腹痛腹泻等疾病。

【禁忌证】

1.过敏体质、有传染性皮肤病及不耐受高温者禁用。

2.操作部位皮肤破损、溃烂、有瘢痕、水肿者禁用。

3.妊娠及哺乳期妇女禁用。

4.有出血性疾病或出血倾向者禁用。

【操作方法】

本法可分为搽灰团法、搽灰碗法和扑灰碗法3种，具体操作如下。

1.搽灰团法：准备酸醋、方巾。将从火膛中取出的木灰扒去木炭等杂物并用细筛筛过。将醋倒入高温的木灰中拌匀，用方巾包住使其呈圆球状，趁热在患者头部、躯干等部位自上而下通刮（用力由轻度到中度再到重度），直至药灰冷却，后重复2次。每次刮后把药灰放入火膛中烧，如听有爆响声可认为毒素已附于药灰之中。

2.搽灰碗法：用瓷碗盛热灰至热灰略高出碗口，取湿毛巾迅速包住瓷碗并倒扣过来，一手攥紧碗底的毛巾，在患者头、胸、腹、背、四肢等部位从上至下刮搽。以偏热为度，灰凉后换热灰继续施术。一般1～2次便可止痛，必要时可重复多次。

3.扑灰碗法：材料和制法与搽灰碗法基本相同，搽灰碗法熨全身且多用于成人，扑灰碗法多用于小儿，且只将灰碗扑放在小儿的肚脐处。每次15分钟到半小时。

【意外情况及处理方案】

1.烫伤皮肤：立即停止治疗。用凉水快速将伤处冲洗干净，然后再将伤处放入凉水中浸泡半小时。

2.血肿：若治疗部位因温度过高或停留时间过久而出现血肿，仅出现微量的皮下出血时，应先暂停该部位的治疗，不予处理，血肿可自行消退。若治疗部位肿胀疼痛剧烈，青紫面积较大且影响正常功能活动，可先冷敷止血，再热敷或局部轻揉，以促进局部瘀血的消散吸收。

【注意事项】

1.因柴灰的温度很高，施术时应根据患者对温度的耐受力灵活施治。特别是扑灰碗法用于小儿时更要掌握好温度，切勿烫伤小儿稚嫩的皮肤。

2.搽刮时要自上而下，采用适当的速度通刮，不能停顿，以免烫伤皮肤。

3. 施术部位有炎症和溃烂者忌用。

4. 风湿疼痛者局部取穴即可。

5. 风湿性关节炎疼痛者在患部取穴即可。

【现代医学研究】

此疗法目前暂无现代医学研究。

【评述】

灰疗法主要是利用热柴灰的热度以及干燥、吸附的特性，扩张体表毛细血管，加强血液循环，加快新陈代谢以及吸出毒素来达到治疗疾病的目的。由于对病患的耐热程度及操作者的手法要求极高，以及操作中卫生消毒不规范的问题，本法在临床应用中受到诸多限制，但是其治疗方法及原理是值得推广学习的。因此对于灰疗法需要进一步开展苗医理论与临床结合的系统研究，建立灰疗法治疗优势病种的诊疗规范及疗效评价标准，为灰疗法临床推广应用提供客观依据。

【参考文献】

[1] 杜江，邓永汉，杨惠杰. 苗医绝技秘法传真 [M]. 贵阳：贵州科学技术出版社，2010：49-51.

第二节　刮治疗法
Guaf shuab ndeud（嘎括伐）

【概述】

刮治疗法是将润滑剂涂抹在施术部位，然后选取器具在体表选定部位进行反复刮擦以治疗有关疾病的外治方法。临床可根据疾病的不同情况选取适合的药汁作为润滑剂，以便取得更好的治疗效果。苗医刮治法主要用于治疗痧类疾病，因此也称为"刮痧"。痧类疾病是以头身疼痛、恶心呕吐、腹痛腹泻为主要表现的一类疾病，可根据临床表现或刮治时出现的不同颜色分为红痧、青痧、羊毛痧、冷痧、铁痧、绞肠痧等。除刮痧是苗医治疗痧证的首选方法之外，还有放痧和掐痧等方法。刮痧因使用的器具不同可分为姜片刮、铜钱刮、牛角刮和骨刮；又可根据润滑剂不同分为清水刮、药汁刮、醋汁刮和油刮等。

【治疗原理】

刮治疗法是选取适当的药物和刮具在施术部位反复刮擦来舒筋活络、祛邪除毒的一种外治方法。刮治疗法可使体内的秽浊之气排出体外，使气血运行通畅。根据现代研究分析，本疗法首先作用于神经系统，借助神经末梢的传导以加强人体的抵抗力。其次可作用于循环系统，使血液回流和淋巴液循环加快，从而加快新陈代谢。有研究表明，本疗法还有明显的解热镇痛作用。

【功效】

刮治疗法具有祛风散寒、舒筋活络、调畅气血、调理脾胃等作用。

【适应证】

本法适用于中暑、感冒、伤食呕吐、食积、小儿痉挛疼痛、头痛、头晕、发热及筋骨疼痛、肌肉酸痛等多种疾病。

【禁忌证】

1. 孕妇的腰腹部及乳房禁刮。

2. 心脏病患者、肾衰竭者、肝硬化腹水、全身重度浮肿者禁刮。

3. 刮治部位有皮损者不宜刮治。

4. 大病初愈者，饱食或饥饿者不宜刮治。

5. 对过度瘦弱者或骨性凸起部位不宜刮治。

6. 危重病症患者禁用本疗法。

【操作方法】

1. 根据病症、操作部位、患者体质强弱选择合适的刮痧板。刮痧板应完整无碎裂，光滑无毛糙，需严格消毒处理。

2. 选定施术部位后涂抹适量润滑剂，用刮痧板在施术部位（身体肌肉丰厚处）进行刮治，通常按照一定的顺序进行，当被刮治的部位出现暗红色瘀点或瘀斑即止。也可采用其他的物质进行刮治，如生姜块，刮治方法与刮痧板刮治相同。

3. 刮治法因使用的器具不同，可分为姜片刮、铜钱刮、牛角刮、筷子刮、麻丝刮和动物骨刮等；因所用润滑剂不同又可分为清水刮、药汁刮、醋汁刮和油刮等。应根据疾病情况选用不同的药汁作为中介以起到更好的治疗作用。

（1）姜片刮是以姜片为刮器，有助于散风冷之毒。

（2）铜钱刮是以铜钱为刮器，取其重镇之作用。

（3）牛角刮是用牛角刮器，其角尖部还可按摩。

（4）骨刮则是以动物的肋骨为刮器，因其刮面宽，双手操作时较为省力。

【意外情况及处理方案】

1. 皮肤损伤：因刮治力度过猛或刮治工具破损导致皮肤受损，此时须立即停止对该部位的刮治，其次用棉签蘸取 75% 的酒精进行消毒，密切观察皮肤情况。

2. 头晕：当患者出现头晕时应立即停止治疗并让患者平卧，再予饮温水；重者可对水沟、内关等穴位施以针刺治疗；若仍昏迷不醒，应采用其他急救措施或紧急送医。

【注意事项】

1. 刮治时要注意手法轻重，由上而下顺刮，并时时蘸取植物油或其他润滑的中介物质以避免刮伤皮肤。一般以发红为度，太过则易致皮肤损伤。

2. 注意保持治疗室内卫生清洁，温度适宜。

3. 治疗时要保持室内空气畅通。

4. 刮治工具须边缘圆润光滑无破损，以免刮伤患者皮肤。

5. 患者的体位可以根据施术部位的不同而定，主要以患者感觉舒适、自然为宜。

6. 刮完后应擦干刮治部位，避免感受风寒，如施术部位出现青紫可涂抹祛风油活血散瘀。

7. 刮治后患者应保持平和愉悦，饮食以清淡为主。

8. 刮治过程中，患者若出现冷汗不止、脉象沉伏等情况，应停止刮治，并及时治疗，防止意外发生。

9. 刮痧一般每个部位刮 10 ～ 15 分钟，最长不超过 20 分钟。

【现代医学研究】

1. 李勇坚等将刮治疗法运用到扁平疣患者的治疗中。他们把患者分为治疗组和对照组，治疗组予刮治法联合重组人干扰素 α-2b 凝胶治疗，对照组仅予重组人干扰素

α-2b 凝胶外用。结果表明治疗 8 周后，刮治法联合重组人干扰素 α-2b 凝胶治疗的有效率达 82.14%，远高于单纯使用重组人干扰素 α-2b 凝胶治疗的患者。

2. 杨华等采用炮制加工后的黑骨藤追风液（由黑骨藤、追风伞、活麻藤、四块瓦等 20 多味苗药组成）并配合刮治法治疗颈肩部疼痛患者。结果发现该疗法可明显治愈或改善患者颈肩部疼痛的情况。

【评述】

苗医四大筋脉学说认为"筋行气（惠气）、脉行血""筋为气道，脉为血路"。筋脉是沟通人体三界和四肢的主要通道，是人体气与血、能量与物质输布全身的两大系统，向内联系内脏和大脑，向外形成各种分支深入各肌肉组织以联络整个躯干。筋脉的特点是"以通为用，以畅为安，以塞为病，以绝而亡"，故对筋脉进行一定的刺激时能够激发人体惠气和灵动能的运行，以治疗全身性疾病。刮治法便是运用适合的药物和刮具对选定的部位进行刮擦，以舒筋活络、祛邪外出。该方法相对简便，起效快，值得推广应用。

【参考文献】

[1] 杜江，邓永汉，杨惠杰. 苗医绝技秘法传真 [M]. 贵阳：贵州科学技术出版社，2010：70-72.

[2] 李勇坚，李艳军，张桂英，等. 刮治法联合重组人干扰素 α-2b 凝胶治疗扁平疣临床疗效观察 [J]. 中国医学文摘 - 皮肤科学，2011，28（4）：209-210.

[3] 杨华，熊芳丽，杨禹，等. 苗药黑骨藤追风液配合刮治法治疗颈肩部疼痛 67 例 [J]. 贵州中医药大学学报，2010，32（6）：74-75.

[4] 杜江，张景梅. 苗医基础 [M]. 北京：中医古籍出版社，2007：7.

第三节 抹搽疗法
Blend qud ndeud（巷佳括伐）

【概述】

抹搽疗法是利用药物制成的水剂、粉剂及药膏等，涂抹在人体一定的部位以治疗疾病的方法。本法是药物外用中最简单、实用的方法，根据所治疾病和使用药物的特点而各不相同。本法主要用于治疗局部病变，也可用于治疗全身性的疾病，具有简单、方便、容易操作的特点。

【治疗原理】

本法是苗医原始的用药方法之一。操作时，根据不同的疾病选择不同的药物制成药汁或药液，在选定的部位涂抹，使药物通过皮肤的汗窟（汗孔）和毛窟（毛孔）进入机体，祛除毒邪，扶持人体生灵能以治疗局部或全身疾病。

【功效】

抹搽疗法具有祛除毒邪、扶持人体正气、防外邪伤正等作用。

【适应证】

本法适用于跌打损伤、风湿等疾病。还可治疗小儿发热、食积、麻疹、中暑、呕逆、感冒等疾病，也可用于治疗全身性的疾病。

【禁忌证】

1.过敏体质、有传染性皮肤病者禁用。

2.操作部位皮肤破损、溃烂、有瘢痕、水肿者禁用。

3.合并心脑血管疾病，肝、肾等严重功能障碍及精神疾病患者禁用。

4.妊娠及哺乳期妇女禁用。

【操作方法】

治疗前需先准备好治疗所用的药物及器皿。根据病情选择不同的药物，根据患病部位和病情选择不同的调剂。将药物与调剂混合制成药液、药汁或膏剂等，放入准备好的器皿中。也可因病情的需要直接使用新鲜的药品捣烂取汁或是鲜药片直接进行涂搽。施术者施术前需要修剪指甲、清洁双手，以免污染药物或刮伤患者的皮肤造成感染。施术时将事先准备好的鲜药片、生鲜药物捣烂取得的汁液或用已经调配好的药液、药酒、药膏等，根据病情在患处或选定部位乃至全身进行涂搽以治疗疾病。

【意外情况及处理方案】

1. 过敏反应：治疗部位有皮肤刺激或过敏，立即停止治疗。用生理盐水冲洗施术部位，症状仍无缓解且出现皮肤过敏反应加重者，予口服西替利嗪片10mg等相应的抗过敏治疗。

2. 皮肤破损：抹搽治疗时若有皮肤破损的情况出现，应立即停止抹搽，用清水冲洗药液后再用生理盐水冲洗施术部位进行消毒处理。

【注意事项】

1. 毒性大的药液不宜涂搽在有破损的皮肤处。
2. 对风湿类疾病应配合摩擦手法以促进药物的吸收。
3. 抹搽手法要正确，动作应轻柔，不宜用力猛搓，否则易损伤皮肤，甚至引起晕厥。
4. 若患者对药物过敏，应立即停止使用。
5. 凡有疮疡痈疽、皮肤湿疹、皮肤破损、疮面糜烂之处者，骨折患者及孕妇等，不宜使用本法。
6. 对皮肤有腐蚀性或刺激性大的药物，不宜使用。

【现代医学研究】

龙明豪等采用苗医挑筋疗法配合苗药烟油涂搽治疗眼疾330例。结果显示基本痊愈194例，占58.8%；好转123例，占37.3%；未愈13例，占3.9%，总有效率为96.1%。表明苗医挑筋疗法配合苗药烟油涂搽治疗眼疾是一种简便、廉价、快速、高效而又安全可靠的方法。

【评述】

抹搽疗法是苗医常用的外治法之一。其技法操作简便，疗效确切、安全可靠、价格低廉，易于被患者接受，同时，容易学习，易于推广。苗医抹搽法的发展潜力巨大，但相关研究甚少。因此，对抹搽疗法的推广仍需要进一步开展苗医理论与临床结合的系统研究，结合实验室指标进行客观评价，建立苗医抹搽疗法优势病种的诊疗规范及疗效评价标准，为苗医抹搽疗法的临床推广应用提供客观依据；还要从药物、治法的研究发展及人才的培养方面入手，加大培养与扶持。

【参考文献】

[1] 杜江，邓永汉，杨惠杰.苗医绝技秘法传真[M].贵阳：贵州科学技术出版社，2010：80-81.

[2] 龙明豪，夏景富.苗医挑筋疗法配合苗药烟油涂擦治疗眼疾 330 例[J]中国民族医药杂志，2015，21（5）：13-14.

第四节　滚（履）蛋疗法
Ghet ghaif ndeud（俩给括伐）

【概述】

在苗族医学中，滚蛋疗法又被称为履蛋疗法。所谓的履蛋疗法，就是将鸡蛋在患者的身体上来回滚动，使患者体内的毒素排出，达到祛毒治病的目的。本疗法也可作为一种诊病的方法来使用。本法具有简单、适用、效果显著、安全的特点，诊治范围比较广泛，运用比较普遍，大多数苗族人能够熟练地运用。

【治疗原理】

苗医理论认为"毒为百病之源"，毒存在于体内必发于体外。由于毒的性质、感染部位不同，其表现也有所不同。许多毒素在体表的表现并不明显，仅用肉眼和一般的方法较难诊治，必须用生灵能和敏感性很强的东西才能检测出来。鸡蛋是生命的原体，具备强大的生灵能，且简单易得，它与身体的接触不仅能够将毒素吸附，而且可以通过鸡蛋的形体、颜色、质地来诊断疾病的性质、程度等。因而，本法是一种诊查与治疗为一体的方法。

【功效】

滚（履）蛋疗法具有通经活络、散毒的作用。

【适应证】

本法适用于各种无名肿毒、热毒所致的感冒等，冷毒引起的感冒，也适用于冷性包块、风湿疼痛、发疹、疮疾等。

【禁忌证】

1. 对鸡蛋过敏、特殊体质的患者禁用。

2. 皮肤溃烂或者疮疡化脓者禁用。

3. 若用于改善眼部循环，青光眼、白内障、结膜炎患者禁用。

【操作方法】

1. 器材准备

生、熟鸡蛋数枚，锅，水。

2. 操作流程

滚蛋诊法主要诊治部位有面额、颈椎、腰椎、胸等。其操作方法主要有履生蛋法、履熟蛋法、履银蛋法和履药蛋法。根据其操作过程中是否需要加热，又可分为冷滚法和热滚法两类。其中履生蛋法属于冷滚法，后面三种属热滚法。

履生蛋法：取生鸡蛋数个，洗净晾干备用。用蛋在患者额部、胸部、背部等部位顺时针来回滚动，直到鸡蛋发热为止。轻者 1 枚鸡蛋即可，重者可滚 2～3 枚。滚动完成后贴于肚脐上片刻，然后将其煮熟剥开，通过观察鸡蛋上特定的信号反应区如蛋壳、蛋膜的质地和颜色变化以诊断疾病的性质、部位、病情轻重程度。

履熟蛋法：取鸡蛋 2 枚，在锅内煮熟。将煮好的鸡蛋趁热放在患者的额部、胸部、背部、腹部、手足心等部位顺时针来回滚动，蛋冷则更换新蛋滚动，直到微汗为止。

履银蛋法：取鸡蛋数枚，煮熟，去蛋壳、蛋黄，置银戒指 1 枚于其中，然后用毛巾包住，部位和方法与滚生蛋相同。

履药蛋法：取鸡蛋数枚，放入一些与病情相应的草药于锅内同煮。取煮好的鸡蛋趁热在患者的额部、背部、腹部等部位顺时针来回滚动，蛋冷更换。药草的选择根据病情而定。常用配方如下。

配方一：治疗冷寒侵入的风寒感冒取适量生姜、葱节、艾草等药共煮。

配方二：治疗风湿病加血藤、黑骨藤、桑枝等。

配方三：治疗跌打损伤加金腰带、泽兰、三百棒等。

【意外情况及处理方案】

1. 烫伤：鸡蛋温度过高或者某些部位皮肤柔细纤薄，或应用不当等出现皮肤烫伤时应及时停止治疗。并给予皮肤烫伤部位进行物理降温、控制感染等措施。

2. 过敏：滚蛋疗法的不良反应较少，但对于某些特殊的体质或者过敏患者，如出现皮肤瘙痒、斑疹等过敏反应时，应立即停止治疗，并根据病情进行相关的抗过敏治疗。

【注意事项】

1. 在滚蛋之前，将鸡蛋的温度应控制在患者能承受的范围之内，避免烫伤皮肤。

2. 操作过程中，应观察鸡蛋有无裂痕，如有裂痕应及时更换。

3. 有皮肤溃疡或疮疡已溃烂化脓者，不宜应用本法。

4. 注意治疗环境，需要脱衣物进行治疗时，应提防受凉。

5. 对小孩进行治疗时，可能会引起部分小孩睡眠，属正常现象。

6. 一般来说一次治疗用一枚鸡蛋或者两枚鸡蛋轮流治疗，但二次治疗不宜再用旧鸡蛋，注意更换新鸡蛋。

【现代医学研究】

研究发现，在热滚治疗过程中如蛋黄外表隆起许多小点，可推断为高热或者受凉；如果蛋黄呈青色，诊断为冷毒；如果蛋黄呈金黄色，则诊断为热毒。可以利用滚（履）蛋疗法对疾病性质、转归进行预判。

【评述】

苗医对疾病的诊断方法多样。滚蛋疗法是用鸡蛋在人体体表反复滚动后，观察鸡蛋颜色和质地是否发生变化以诊断疾病的外用方法。这种方法不仅用于诊察疾病，还能很好地用于疾病的治疗，其操作简单、方便，大多数苗族人都会使用，有些苗医将该法用于治疗多种疾病甚至是疑难杂症。研究资料显示，滚蛋法有取材方便、操作方法简单、适用范围大、疗效显著、廉价、将治疗与诊断相结合的特点，所以颇受苗族群众喜爱，在民间流传，经久不衰。

【参考文献】

[1] 杜江，邓永汉，杨惠杰.苗医绝技秘法传真 [M].贵阳：贵州科学技术出版社，2010：58-59.

[2] 邹顺，杜江.浅析苗医特色履蛋诊疗方法 [J].中国民族医药杂志，2010，16（11）：25-26.

[3] 李艳鸣."滚蛋"疗法 [J].恋爱婚姻家庭·养生，2011（8）：40.

第五节　抹酒火疗法
Blend jeud deul ndeud（巷诅括伐）

【概述】

抹酒火疗法是医者用手或毛巾等物品蘸取燃烧的酒洒于患部，并施以摸、拍、捏、揉等手法的一种外治方法。此法可见火焰在医者手上和患者身上熊熊燃烧，十分惊险，治疗之后，患者顿时感到轻松，常被视为奇法异术。本法实际上是一种热刺激疗法，通过酒和火的温通以祛瘀、通络，看似惊险，但只要掌握得当一般比较安全。

【治疗原理】

在苗医药理论下，抹酒火疗法是指利用酒精燃烧产热和医者与患者之间的摩擦产热来治疗疾病的方法。本法能舒筋通脉、祛除冷毒、促进局部血液循环，对于软组织损伤、关节疼痛以及湿冷疼痛具有很好的疗效。多数情况下，可根据患者病情的需要，在酒中加入一些与病情相关药物进行治疗，可收到热疗和药疗的双重效果。

【功效】

抹酒火疗法具有舒筋通脉，祛除冷毒的作用。

【适应证】

抹酒火疗法主治风寒湿痹、关节疼痛、软组织损伤等病。

【禁忌证】

1. 热证、阴虚者忌用。

2. 皮肤过敏以及皮肤有破溃者禁用。

3. 有出血类疾病患者忌用。

4. 孕妇忌用。

【操作方法】

1. 器材准备

（1）酒：适量高度白酒或者药酒。

（2）敷料：毛巾、草纸或剃薄的柚子皮。

2. 操作流程

在操作中又可分为抹火法和烧火法两种。

（1）抹火法：取适量的高度白酒或药酒置于碗中点燃，医者先用手蘸取一些冷水涂抹在患者身上，然后将蘸凉水的手迅速插入燃烧的酒碗中，撮起适量燃烧中的酒快速洒于患部，并施以相应的手法（在施用手法的过程中，火渐熄灭），至患者不能忍受为止。每天1次。

（2）烧火法：取适量的高度白酒或药酒置于碗中，取毛巾1块（或剃薄的柚子皮等物品）用水浸透并覆盖于患处。医者取一棉球蘸酒洒在毛巾上，点燃棉球，至患者不能忍受为止。冷后再烧，反复数次即可。一般每天1次。

【意外情况及处理方案】

1. 烫伤：在操作过程中，施术者要注意力集中，操作不慎易引起烫伤。如烫伤应采取物理降温，予烫伤药物等对症治疗。

2. 皮肤破损：如果施术者用力过猛导致皮肤破溃，应立即停止操作。对破溃皮肤进行抗感染等治疗，待皮肤愈合后再进行治疗。

【注意事项】

1. 抹火法较烧药火法难度更大，烧药火法相对较容易掌握，但要注意度的把握。

2. 一般在四肢和腰背部使用,其他部位不用。

3. 年老体弱患者及小儿不宜施用此法。

4. 火疗期间避风寒。

5. 热症、高血压患者不宜选用。

【现代医学研究】

1. 舒宏广等利用酒火疗法治疗慢性盆腔炎。他们认为酒火疗法具有热疗作用,能够祛散体内寒湿之邪,加速局部血液循环,温经络,利于炎症介质的吸收,其热疗作用比艾灸效果更佳明显。酒火疗法具有助阳化湿的作用,盆腔炎患者体内的湿邪大多为寒湿,寒邪已散,湿邪无所依,再加上火疗的温热之气,湿邪自化,进而达到治疗慢性盆腔炎的目的。

2. 吴银琼利用小针刀合拔罐、火疗治疗 32 例项背肌筋膜炎患者。疗效标准分为治愈、显效、无效。32 例项背肌筋膜炎,治愈 19 例,显效 10 例,无效 3 例。随访半年,有 4 例复发,治疗效果较好。

3. 叶文珍探讨眼部刮痧结合火疗治疗黑眼圈的临床疗效。将 60 例患者随机分为治疗组 31 例和对照组 29 例。治疗组采用眼部刮痧结合火疗治疗,对照组采用单外涂眼霜治疗。结果:治疗组有效率明显高于对照组($P < 0.05$)。结论:眼部刮痧结合火疗治疗黑眼圈疗效满意。

【评述】

抹酒火疗法是苗医药中比较常见的外治法,其运用范围广,操作也比较快捷。抹酒疗法具有温通经络、透达关节、改善血液循环的作用,能使药效渗透入组织微血管、筋肌关节内,清除微血管中的寒湿瘀滞,恢复微循环功能。现代研究也证明了本法对某些疾病的疗效确切,单从治疗上来说不仅能通过酒精燃烧产热而起到改善微环境的作用,还可以将某些特定的药物溶于酒中进而发挥药效的作用。抹酒疗法操作流程简易,但过程看上去十分危险,因此操作时要严格按照规范,谨慎小心。

【参考文献】

[1] 杜江,邓永汉,杨惠杰.苗医绝技秘法传真 [M].贵阳:贵州科学技术出版社,2010:119-120.

[2] 徐依,陈杨,张银华,等.火疗法的临床研究进展 [J].护理研究,2018,32(3):

359.

[3] 陆科闵，王福荣.苗族医学（精）[M].贵阳：贵州科学技术出版社，2006：100-103.

[4] 谭学林.从苗族用火遗风看其早期医疗保健成就 [J].中华医史杂志，1998，1（1）：40-43.

[5] 舒宏广，付志红.浅谈酒火疗法治疗慢性盆腔炎 [J].光明中医，2016，31（24）：3618-3620.

[6] 吴银琼.小针刀合拔罐、火疗治疗项背肌筋膜炎 [J].中国民间疗法，2014，22（12）：33.

[7] 叶文珍.眼部刮痧结合火疗治疗黑眼圈 [C]// 2010 年中华中医药学会中医美容分会学术年会.2010：89.

[8] 程细平.神奇的火疗 [J].中国民族民间医药，2005，76（5）：305.

第六节　沸油抹擦疗法
Nbout draox blend qud ndeud（部咩巷佳括伐）

【概述】

本法为苗族民间常用的一种古老传统疗法，也被称为"铺间"疗法，属于苗医外治法的奇治法之一。施术者不断用手撩沸腾的油在患者身上涂抹，撩油时还常伴有"喳喳"的爆裂之声，施术者口中念念有词，手中出现蓝色的火焰，让观者心惊肉跳。清末民初，湘黔边境一带的苗医应用较广，近代仅见于个别名老苗医使用，年轻一代的苗医已少见施用而近于失传。本法看上去惊险，使用得当一般并无大碍。

【治疗原理】

沸油抹擦法是一种苗医理疗方法，同时也是一种热疗法。它是利用沸油的热气，以及对患者肌肤进行反复地抹擦，使毛细血管扩张，加快血液循环，增强细胞通透性，促进新陈代谢，改善局部环境。该方法的操作过程中，热能持续时间较长，能达到深部组织，从而起到祛除冷毒、行气活血、舒通筋脉和止痛消痹的作用。

【功效】

沸油抹擦法具有祛除冷毒、行气活血、舒通筋脉和止痛的作用。

【适应证】

本法用于风湿痹证、骨节疼痛、关节炎、腰肌劳损等疾病。

【禁忌证】

1. 皮肤破溃者、皮肤娇嫩者慎用。

2. 传染病患者慎用。

3. 高血压患者慎用。

4. 有发热、关节红肿等"热症"表现患者慎用。

5. 严重心脏病、贫血患者慎用。

【操作方法】

1. 器材准备

铁锅或者瓷盆1个，凉水1碗，桐油500mL左右，明矾35g左右（研末）。

2. 操作流程

先将桐油放入小铁锅内，在火上加热，将沸时加入明矾粉，桐油沸腾后即可开始治疗。施术者面对患者而坐，一手扶住患者，另一手先在凉水碗内浸湿，五指合拢，后在沸油表面轻拂而过，此时甚至可听到"喳"的爆裂声，或者浓烟滚滚，热气腾腾。施术者将撩起的沸油迅速抹搽于患者患处。患者可感到温热和舒适。一般每周治疗1次。

【意外情况及处理方案】

1. 晕厥：由于处于室内，加之桐油产生烟雾大，容易对空气产生污染，加热桐油会损耗室内氧气，所以患者可能出现头晕等症状。如果患者不慎晕厥，停止治疗，予供氧治疗，或针刺合谷、水沟穴。

2. 烧伤：在治疗过程中，如果被烫伤，应进行物理降温、敷烫伤膏、抗感染等措施。

3. 过敏：有些患者对介质桐油过敏，立即进行抗过敏治疗。如需要继续行沸油抹擦法，可以换用其他介质。

【注意事项】

1.本法有一定的危险性。操作不熟练者慎用，应反复练习熟练后再运用；熟练者在操作时也应该谨慎操作，以免自伤和他伤。

2.治疗时，应注意室内环境，注意通气，保证室内空气流通。

3.小儿皮肤娇嫩，应慎用。

4.应该控制好油的温度，防止油温过高烫伤患者和施术者。

5.施术者和患者应保持平和的心态，切勿惊慌。

【现代医学研究】

1.王朝碧等报道有医者直接用手掌蘸桐油烤热后，再以热手掌按摩患者的肚脐、胸腹、背心及其他病灶处来治疗各种冷病。

2.宋良久认为本法有温经散寒、祛风除湿、回阳固脱、复脉救急、强壮元阳、培补脾肾、疏松筋肉、通利关节的作用，并认为这些作用是通过疏通经络、宣导气血、调和阴阳、扶正祛邪而达到治疗效果的。他认为这种方法较有疗效的原因在于使用了桐油这一介质，并对于这种疗法进行了理论、操作等方面的报告。

【评述】

沸油抹擦疗法是苗族医学的奇治法之一，但目前少有临床的报道。从苗医药的传承上来说，也仅有少数的老苗医使用，而很少被青年苗医使用，相关报道中也只有贵州水城一带有苗医运用。本法是苗医长期与疾病抗衡积累的经验方法，为苗医外治法增添了新的治疗措施，也极大地丰富了苗医药文化。沸油抹擦疗法虽然是一种简单、原始的民间治疗方法，但这种方法为我们创新苗族外治法提供了思路和理论，不论从人类文化发展、医学发展都值得进一步研究和探讨本法。

【参考文献】

[1] 杜江，邓永汉，杨惠杰.苗医绝技秘法传真 [M].贵阳：贵州科学技术出版社，2010：44-45.

[2] 杜江，张景梅.苗医基础 [M].北京：中医古籍出版社，2007：186-187.

[3] 王朝碧，邢伟莺.苗族医药的外治法 [J].贵州医药，2000，24（1）：62-63.

[4] 宋良久.湘西古老按摩术——抓火按摩疗法 [J].按摩与导引，1994（6）：36-37.

第七节 药物烫擦疗法
Chuax gob qud ndeud（佳拍括伐）

【概述】

药物烫擦疗法是利用各种不同的药物，在保温情况下对皮肤进行烫擦的方法。本法可祛寒除湿，苗族常用来治疗伤风感冒、皮肤麻痹、肌肉酸痛、关节痛等病；也可消肿毒，舒筋活血，治跌打损伤。此外，也可使用此法治疗痧证、中暑、肚疼、腹泻、呕吐、消化不良等内科疾患。烫擦法一般分为干烫（干药而不沾水湿）和湿烫（用鲜药或液体浸透）两种。

【治疗原理】

在苗医药的理论指导下，苗医认为药物烫擦疗法主要有两方面的作用。一方面通过热敷，改善组织的微循环环境，促进新陈代谢；另一方面通过药物刺激起到治病的作用。从药物本身的功效和作用来说，药物通过烫擦与患者的身体皮肤接触，部分药物在患部被吸收或者直接作用于体表受损部位，从而达到治病的目的。

【功效】

药物烫擦法具有祛寒除湿、舒筋活络、消肿的功效。

【适应证】

此法适用于伤风感冒、跌打损伤、关节痛、肌肉酸痛等病，也可以用于中暑、腹泻、消化不良等内科疾病。

【禁忌证】

1.过敏体质者或对治疗药物过敏者禁用。

2.孕妇以及哺乳期妇女禁用。

3.操作部位皮肤破损、溃烂、瘢痕、水肿者禁用。

【操作方法】

1. 器材准备

药物，纱布，湿烫需准备调和的水或者酒。

2. 操作流程

（1）药物干烫法：将药物加热，直接或用布包熨烫患部。以下为常用配方疾病。

配方一：治疗小儿疳积。糯米 500g 加热，分为 2 包，趁热从胸部推至小腹部。每天 1 次，每次 10 分钟，3～5 天即可。

配方二：治疗疝气痛。生冬青叶 1 张，用火烤热，将冬青叶从痛处揉至阴囊，多次自消。或用毛茛叶一小团，方法同上。

配方三：治疗病后落发不生。鲜生姜榨汁，推擦落发处；后用姜汁涂抹落发处。每日 3～5 次。

（2）药物湿烫法：湿烫法是先将药物炒热研末，用酒或水调好，用布包裹，常温或加热后进行烫擦。以下为常用配方疾病。

配方一：治疗伤风感冒。取葱白、生姜各 63g，捣碎，加少量水，炒热，分两份，用布包裹，轮番烫擦，冷后可加热继续推擦，发热汗出为止。

配方二：治疗胃痛。生萝卜叶或萝卜头 31g，葱头 31g，酒少许，共捣烂炒热，用布包好，烫擦腹部痛处。

【意外情况及处理方案】

1. 烫伤：在操作过程中，若施术者操作不慎，易引起烫伤。出现烫伤应立即采取物理降温，予烫伤药物外用等对症治疗。

2. 过敏：如果患者药物过敏出现皮肤斑疹等，应立即停止操作，并进行抗过敏治疗。

3. 皮肤破损：如果施术者用力过猛，导致患者皮肤破损，应停止治疗，涂擦药物，待皮肤愈合后再行治疗。

【注意事项】

1. 注意控制药物的温度，不可太高也不宜太低。保持室内外温度，防止受凉。

2. 密切观察患者，如有皮肤过敏等不适，应立即停止治疗。

3. 烫擦时要注意力度，防止用力过度致皮肤破损。

4. 选用药物时，要辨证选择，同时也要考虑药物是否具有毒性，尽量选择刺激性较小的药物。

5.冷却后的药物可以重新加热继续使用。

【现代医学研究】

1.江润禾利用药物加热，对背部督脉与足太阳膀胱经及下肢循经部位烫擦，并结合推拿牵引治疗腰椎间盘突出症。选取不同年龄阶段的患者32例，结果显示经过以上治疗1～4个疗程后，治愈15例，显效12例，有效4例，无效1例，有效率达96.8%。药物烫擦、推拿、牵引三法结合治疗见效快、不宜复发、止痛效果好，整体疗效较好。

2.张晓轶等在治疗急性期肩周炎60例的疗效观察研究中，将苗药按比例配好装入布袋，加热后取出，待冷却至50℃时敷于肩部，并配合推拿治疗肩周炎。结果发现，单纯使用推拿治疗的对照组痊愈24例、显效28例、好转12例、未愈6例，总有效率90%；而使用推拿治疗和药物热敷组显示痊愈51例、显效5例、好转3例、未愈1例，总有效率98.3%。二者具有明显的统计学差异。

【评述】

苗医理论认为，苗药药物烫擦疗法具有温热刺激和药物治疗的双重作用，能够刺激机体相关的生理功能，具有舒筋通络、温散风毒、祛除寒气、使气血相通的作用。药物烫擦实际上也是一种物理手法，能促进局部血液循环、解痉、增强局部新陈代谢。另外，本法不仅可以用于局部疾病，也可以用于全身疾病，适用的范围较为广泛。值得注意的是，在药物选取方面，如没有特殊需要，应当尽量选取刺激性小的药物，减少药物对皮肤的直接性伤害。

【参考文献】

[1] 杜江，邓永汉，杨惠杰.苗医绝技秘法传真[M].贵阳：贵州科学技术出版社，2010：72-73.

[2] 杜江，张景梅.苗医基础[M].北京：中医古籍出版社，2007：143-144.

[3] 江润禾.刁氏熨烫法结合推拿牵引治疗风寒湿型腰椎间盘突出症的临床疗效观察[C]// 中华中医药学会中医外治学术年会.2011：89.

[4] 张晓轶，节晓光.苗药热罨包配合推拿治疗急性期肩周炎60例疗效观察[J].贵州中医药大学学报，2014，36（5）：101-102.

第九章 苗医推拿按摩类疗法

第一节 推拿疗法
Tueb ndros plut（推多撸）

【概述】

苗医推拿疗法类似中医推拿疗法，都是在人体各个部位进行不同的手法操作，从而达到治疗疾病的目的。但两者也有差异，苗医推拿疗法多用于治疗儿童疾患，而中医推拿疗法虽也用于治疗儿童疾患，但多用于成人且日常还能保健和消除疲劳，在手法上也略有不同；其最主要的区别在于苗医推拿疗法是在苗医基础理论的指导下形成的，而中医推拿疗法是在中医基础理论指导下形成的。苗医推拿手法包括推、揉、拿、按、摩、运、搓、摇、掐、捏等。苗医的小儿推拿疗法更是百家争鸣，各有千秋。如湘西苗族名医刘运开先生创立的"刘氏推拿法"理论与实践相结合，影响广泛；吉首民间的"小儿一掌精"，以"简、便、效、特"独占鳌头。苗医除用推拿疗法治疗儿科疾病以外，还可用于治疗成人的风湿病、疯狂病等。

【治疗原理】

苗医推拿疗法常应用于治疗儿科疾病。苗医认为，小儿年幼，发育不全，脉象不准，又不能用语言准确表达，所以诊病以察看指掌为主。观察小儿食指外侧、虎口、鱼际等处脉纹的形状和颜色变化来诊断疾病，把病情诊断清楚后再行治疗。但小儿皮肤薄嫩，对外界的刺激敏感，用推拿方法进行刺激往往能够取得良好的效果。

【功效】

推拿疗法具有调畅气血、祛邪扶正、缓解疲劳等作用。

【适应证】

本法适用于多种小儿疾患以及外科疾患和局部疼痛。小儿疾患如小儿消化不良、感冒、咳嗽、泄泻等，外科病见运动损伤、肌肉萎缩、肌肉痉挛、四肢关节功能障碍及脊椎小关节错位等症，内科病如痛经、外感头痛、局部疼痛等均可通过推拿疗法来进行治疗。

【禁忌证】

1. 皮肤有病变或损伤的部位禁用。

2. 患血液病及有出血倾向者禁用，防止出血加重。

3. 严重的心肺功能不全患者，胃、肠穿孔患者，癌症患者，高龄、体质极度虚弱者，昏迷患者禁用。

4. 极度疲劳、过饥过饱或醉酒者及精神病患者等不能配合者禁用。

5. 患感染性疾病，如骨髓炎，骨关节结核，严重的骨质疏松症及急、慢性传染病患者的传染期禁用，以防感染扩散，破坏骨质或感染传染病。

6. 由结核菌、化脓菌引起的运动器官疾病不宜进行推拿。

7. 妊娠期和月经期妇女的腹部和腰骶部不宜使用推拿手法。

【操作方法】

操作前准备菜油、姜、葱适量。把姜、葱置于油中稍煎，用手蘸此油即可施术。根据病情在选定部位进行推拿的相应手法。一般冷病推上三关、小三关，运八卦等；热病推退六腑、下七节，运天河水等；如遇大热之症，见高热、大汗出、口大渴者则用打马过天河、推退六腑、水中捞月等法。民间有"推上三关热如火，退下六腑冷如铁"之说。下面通过介绍"刘氏推拿法"和"小儿一掌精"来展现推拿疗法的功效。

1. 刘氏推拿法

已故湖南苗族名医刘运开在推拿方面有较高的成就，提出了"常规取穴、辨证取穴、对症取穴和反佐取穴"的取穴四原则，有"补肝易动风，补心易动火"的新观点，并把推拿手法总结为10种，即"推、揉、拿、按、摩、运、搓、摇、掐、捏"，这10种手法被推拿界称为"刘氏十法"，具体如下。

（1）推，即在拇指桡侧在穴位上直线推动。本法分直推、旋推、分推3种形式，具有通关开窍、疏通筋脉、排出毒邪、调节体内脏腑功能等作用。

（2）揉，即以指端、掌根或鱼际等处，贴住皮肤，带动皮、肉、筋、脉转动。本法具有通气散血、消肿止痛的功效。

（3）拿，即以拇指和其他手指，对称用力，连续一松一紧地提拿选定部位的肌肉、筋腱、皮下组织和皮肤。本法具有祛风止痛、疏通经脉、缓解痉挛的功效。

（4）按，即以指尖或螺纹面直接在穴位上施加压力。本法具有止痛、止呕、止泻、止咳等功能。

（5）摩，即将拇指、食指、无名指的螺纹面或掌心附于相应部位上，顺时针环形摩转移动。本法具有退气散壅、帮助交环、缓解疼痛之效。

（6）运，即以指端接触皮肤，沿一定方向作直线或弧线运行。本法具有运惠气、祛毒气的作用。

（7）搓，即用拇、食指的指面或双掌的掌面，夹住一定部位，同时双向用力，快速搓捻。本法具有疏通筋脉、舒关节、帮交环、消食积的功效。

（8）摇，即用两手扶住穴位的两端，做前后、左右、上下摇摆的活动。本法具有活动关节的功效。

（9）掐，即用拇指指甲直刺穴位。本法具有调动人体生灵功能、开窍醒神、止痛止惊等作用。

（10）捏，即以拇指指面与食指的桡侧端协同，不断提捏脊柱两侧的皮肤。本法具有激发人体生灵能健胃而帮交环、促进机体功能协调的作用。

2. 小儿一掌精基本手法

（1）推法：一手固定患者手，另一只手从治疗所选的一个穴位推向另一个穴位，或者单个穴位单方向推。向上是补法，向下是清法。

（2）弹法：除拇指外的4个手指，在患处如弹钢琴一样轮番、有节奏、有规律地弹，故而称弹法。

（3）揉法：医者手指（一般是大拇指）放在患者的穴位上，顺时针或逆时针环状地揉。

（4）捏法：医者手指（一般是大拇指和食指）放在患者的穴位上，持续地捏数秒钟或数分钟。

（5）摇法：医者用手指固定患者的穴位，顺时针或逆时针地摇。

（6）吹法：医者用口吹气，吹患者的眼睫毛，然后观察睫毛。本法一般是用来辨别病情的轻重。

（7）补泻法：从拇指到小指分别归属于肚、肝、心、肺、肾，穴位分别是肚架穴、肝架穴、心架穴、肺架穴、肾架穴。在这 5 个穴位无论用什么手法，向上都为补法，向下都为泻法。

【意外情况及处理方案】

1. 皮肤损伤：对于皮肤损伤，保持伤口清洁，一般不要包扎，数日后可自愈。

2. 休克：立即终止手法，取平卧位，注意保暖，尽量不要搬动。推拿前要注意，空腹、过度疲劳、剧烈运动后的患者不予推拿治疗。

【注意事项】

1. 应用推拿当慎重，苗医中流传"推错一手三天死，掐错一爪七天亡"的说法。

2. 手法的轻重要适度，如患者素体虚弱，按摩时手法要轻，为达到预期的效果，可以增加推拿次数和延长推拿时间。对于身材魁梧、体型偏胖者，手法宜重，适当加重力度，以免达不到相应的效果。对于小儿，力度应根据实际情况具体应用，避免过重或者过轻。

3. 辨证施补，推拿手法种类繁多，其根本目的在于调整阴阳、调和气血及补益脏腑的功能。季节不同，手法的选择也有所偏倚，应该综合各方面因素全面考虑。

4. 注意力集中、呼吸均匀，此两点是医者必须做到的。

5. 推拿时，对于普通人，手法轻巧即可，避免引起皮肤损伤。但对于皮肤干燥者、老年体弱者和皮肤娇嫩的婴幼儿，应当使用麻油、按摩膏等介质，以避免损伤局部皮肤。

【现代医学研究】

1. 王鹏等采用刘开运教授祖传苗医推拿治疗小儿外感发热 453 例，临床治愈 314 人，显效 81 人，有效 31 人，无效 27 人，总有效率为 94.03%。其中对 5 岁以下患儿疗效较好。

2. 王小军等运用刘开运教授的小儿推拿技术治疗小儿外感发热病 1713 例，临床治愈 1046 人，有效 571 人，无效 96 人，总有效率为 94.40%。其中经过 1 次推拿治疗即治愈的患儿有 3 例，占 0.18%；2 ～ 3 次的有 705 例，占 41.16%。

3. 任一等探讨苗医丰氏推拿手法对颈椎病患者颈椎节段三维空间位置角度的影响，将 60 例颈椎病患者随机分成对照组和观察组，采用 ITKSANP 软件根据原始数据来完成颈椎椎体的重建，比较两组治疗前后颈椎结构三维空间角度的变化。结果提示治疗后，两组患者 C_3—C_7 椎体三维角度的 X 轴均显著高于治疗前，且观察组高于对照组（$P < 0.01$）；两组患者 C_4、C_5 椎体三维角度的 Y 轴均显著低于治疗前，且观察组低于对照组（$P < 0.01$）。结论：苗医丰氏推拿手法对颈椎病患者颈椎的三维空间角度有明显调整作用，对颈椎病症状有显著改善作用。

4. 石维坤等以 30 例健康儿童为健康对照组，30 例哮喘缓解期儿童为推拿组，比较推拿前后儿童哮喘控制测试（C-ACT）评分等，观察苗医推拿治疗缓解期儿童哮喘的临床疗效及对免疫平衡的影响。结果显示推拿组的总有效率达 93.34%，苗医推拿可以升高血清 IFN-γ（干扰素 - γ）水平，同时降低 IL-4（白介素 -4）及 IL-17（白介素 -17）水平，并抑制乙酰转移酶（HAT）活性，同时增强去乙酰化酶（HDAC）活性（均 $P < 0.05$）。结论提示苗医推拿可治疗缓解期儿童哮喘，调节免疫平衡。

5. 汤伟等将 48 例下元虚寒型遗尿患儿随机分成治疗组和对照组各 24 例，治疗 1 个月，探讨苗医刘氏小儿推拿治疗小儿遗尿下元虚寒型的临床疗效。对照组采用内服中药汤剂治疗，治疗组采用苗医刘氏小儿推拿疗法。结果：对照组有效 17 例（70.8%），无效 7 例；治疗组有效 23 例（95.8%），无效 1 例。治疗组总有效率优于对照组。证明苗医刘氏小儿推拿治疗下元虚寒型小儿遗尿的临床疗效优于口服中药组，并具有简、便、易、廉的优点。

【评述】

"推"，古语解释为"移也"；"拿"，古语解释为"持也"。苗医推拿疗法多运用于儿科疾病，与中医推拿疗法有异曲同工之妙。苗医在漫长的发展过程中，受到地域、历史、经济、社会、自然等方面的制约和影响，形成了自己独特的医学思想和医疗技术。苗医外治法具有苗族医药特色，在苗医药发展历史上占有重要地位。湘西苗医小儿推拿是具苗医特色的外治法之一，其历史可追溯到清同治年间。推拿泰斗严隽陶教授在全国高等中医药院校规划教材《推拿学》中就推拿学源流特别指出"鲁东湘西的儿科推拿各具特色"。苗医小儿推拿操作简单、易于掌握、安全可靠、疗效显著、经济实惠、无毒副作用，深受广大百姓的肯定和欢迎。刘开运教授系统总结祖传苗医小儿推拿专长绝技，将临床经验升华为苗医"五经助制"理论，构建了自成一派的学术理论体系，既具有分经脉诊、脏腑相关的辨证思维，又具有五经配伍、推经治脏的学术思想，其中的特色是"推五经"。

【参考文献】

[1] 杜江，邓永汉，杨惠杰.苗医绝技秘法传真 [M].贵阳：贵州科学技术出版社，2010（3）：96-97.

[2] 付静，崔瑾.临床常用的几种苗医外治方法浅析 [J].中国民族医药杂志，2016，22（3）：31-34.

[3] 王鹏，王小军.苗医推拿治疗小儿外感发热 453 例临床观察 [J].中国民族医药杂志，2012，18（7）：8-9.

[4] 王小军，王鹏，张自芳，等.苗医小儿推拿治疗小儿外感发热病 1713 例疗效分析 [J].中国民族医药杂志，2014，20（2）：5-6.

[5] 任一，李溥，梁子聪，等.苗医丰氏推拿手法对颈椎病患者颈椎节段空间位置影响的临床研究 [J].基层医学论坛，2016，20（8）：1015-1017.

[6] 石维坤，李艳，李中正.苗医推拿对缓解期哮喘儿童 IFN-γ、IL-4、IL-17 的影响及表观遗传学机制 [J].中国民族民间医药，2014，23（7）：11-12.

[7] 汤伟，符明进，李洲进.运用苗医刘氏小儿推拿治疗小儿遗尿临床观察 [J].辽宁中医药大学学报，2012，14（4）：91-92.

[8] 张晓寒，崔瑾，王兴桂，等.浅议苗医药信息数据库建设的构想 [J].中国民族民间医药杂志，2013，22（18）：4-6.

[9] 严隽陶."新世纪全国高等中医药院校规划教材"推拿学 [M].北京：中国中医药出版社，2003（3）：45-46.

[10] 汤伟，符明进，李洲进.运用苗医刘氏小儿推拿治疗小儿遗尿临床观察 [J].辽宁中医药大学学报，2012，14（4）：91-92.

[11] 汤伟，邵湘宁，章薇，等.浅议湘西刘氏小儿推拿"推经治脏"的学术思想 [J].中国针灸，2015，35（6）：595-596.

第二节　掐脊疗法
Dlet ndrouk ghouf（勒揉后）

【概述】

掐脊疗法属于苗医推拿按摩疗法之一。本法不仅可以治疗疾病，还可以保健，其适应证非常广泛，对许多疾病都有良好的调节作用。掐脊疗法是通过在脊柱两侧施以掐、抓、按等手法以舒通筋脉、调和内体、帮助交环而治疗疾病的方法。

【治疗原理】

苗医理论认为四大筋脉分布全身而汇于脊。筋脉系统是气血运行的通道，是人体各器官组织相互沟通的渠道，当然也是各种毒邪由外入内的途径。掐脊疗法是通过手法刺激人体脊柱周围皮肤，主要以掐、抓、按产生的力作用于脊柱周围的体表结构达到治疗的效果。

【功效】

掐脊疗法具有疏通筋脉、行气活血、调节脏腑功能以及扶助正气等作用。

【适应证】

掐脊疗法主要用于治疗腹胀和各种急腹症。

【禁忌证】

1.脊柱部位皮肤破损，或患有疖肿、皮肤病者禁用。

2.合并心脑血管疾病，肝、肾等严重功能障碍及精神疾病患者禁用。

3.伴有高热，或有出血性疾病、出血倾向者禁用。

4.妊娠及哺乳期妇女禁用。

【操作方法】

部位在第十椎起至十九椎（《苗医基础》）止的脊柱两侧各一寸半到两寸处。手法有重掐法、重抓法和重按法三种。

1．重掐法

患者取坐位或俯卧位。医者剪短指甲，找准部位，用两大拇指指尖掐施术部位两侧，从上至下来回重掐，往复数次，以寻要穴。每次都要询问患者是否有舒适感，有舒适感痛势即消，称为得气。

2．重抓法

患者姿势同上。医者找准部位，用双手拇指、食指、中指和无名指共同用力，重抓施术部位两条粗大的筋腱，先由下至上，再由上而下抓，反复操作以寻找要穴。得气后再重抓数次，然后用手轻揉被抓部位，缓解肌腱，促使气血通调。此法适用于肌肉较薄的患者。

3．重按法

患者姿势同上。医者找准部位，双手握拳，用突起的第二掌指关节顶住患者的脊椎两侧的粗大筋腱，先由下而上，再由上而下重按，每重复一下都要向脊骨滑动少许，得气后反复重按数次，然后用手轻揉被按部位。此法适用于肌肉肥厚的患者。

【意外情况及处理方法】

1.过敏反应：掐脊部位若有皮肤刺激或过敏，出现皮疹、瘙痒表现者，应立即停止治疗。皮肤过敏反应严重者，予口服西替利嗪片 10mg 等相应的抗过敏治疗。若出现严重的过敏性休克，需立即抢救。

2.瘀血：若治疗部位出现微量的皮下出血致局部小块瘀青时，通常不必处理，可自行消退。若治疗部位肿胀疼痛剧烈，青紫面积较大且影响正常功能活动，可先冷敷止血，再热敷或局部轻揉，以促进局部瘀血的消散吸收。

【注意事项】

1.本法手法重，年老体弱者、孕妇和小儿不宜。

2.外伤性腹痛、肠穿孔、弥漫性腹膜炎、肠梗阻、腰扭伤等腰背部有病变者不宜使用。

3.特别要注意穴位的选择，得气方能获得理想的疗效。

4.推拿次数依据病情而定，不可拘泥成数。

5.皮肤干湿适宜，不可以太干或太湿。

【现代医学研究】

目前暂无此疗法的现代医学相关研究。

【评述】

掐脊疗法非常经济简便，不需要其他医疗设备，也不受时间、地点、气候条件的限制，随时随地都可施行，且安全可靠，没有副作用，易学易用。掐脊疗法既可以治病，又可以保健。对正常人，能增强人体的自然抗病能力，取得保健效果；对患者，既可使局部症状消退，特别是腹胀及腹部疼痛症状，又可加速恢复患部的功能，从而收到良好的治疗效果。深入研究掐脊疗法，用现代科学的方法来研究其具体的应用规范，赋予其科学的理论内涵，对掐脊疗法的推广起到推动作用。

【参考文献】

[1] 杜江，张景梅. 苗医基础 [M]. 北京：中医古籍出版社，2007：158-159.

第三节　掐刺疗法
Muad drout det（抹揉得）

【概述】

该法是医者用手指及指甲，根据病情在患者相应的部位进行一定程度的掐抓、甲刺（医者以手指甲作为器具进行施术治疗的方法），通过强烈的刺激使患者的疼痛或其他症状得到缓解，达到治疗疾病目的的一种简便易行的方法。由于传承不同，掐刺法也各不相同，有的以掐捏为主，有的以甲刺为主，两种掐刺法均很受欢迎，效果也都十分明显。

【治疗原理】

苗医四大筋脉理论认为，人体通过筋和脉两大体系在体内的循环以维持人体的生命和功能。筋主行气，脉主行血，两者有相互依存和相互制约的紧密关系。四大筋脉广布全身，是气血循行的通道，大多疾病的产生都与气血的盈亏和运行息息相关，因此刺激筋脉的运行成为治疗各种相关疾病的重要手段，而掐刺法正是其中较为简单实用的刺激方法之一。

【功效】

掐刺疗法具有调节脏腑气血等作用。

【适应证】

本法适用于腹痛、便秘、伤食、嗳气、反酸、感冒、咳嗽等多种疾病。

【禁忌证】

1. 外伤性腹痛者禁用。

2. 肠穿孔、弥漫性腹膜炎、肠梗阻等患者禁用。

3. 腰扭伤、腰背皮肤有溃疡面以及有痈疽疔疮的患者不宜用此法。

【操作方法】

掐法是以手指为主，刺法则是以指甲为器具。掐法是以两指或多指在选定部位掐捏。如石国章所擅长的掐法主要在背脊部施行，对第十胸椎到第二骶椎旁开 1.5 ～ 2cm 的竖直肌进行掐抓。具体分 3 种手法：重掐法、重抓法、重按法。

1. 重掐法：患者取坐位或俯卧位。医者剪去指甲，拇指和食指分开，用大拇指指尖掐患者脊柱两侧部位，从下至上，再从上至下来回找准患者的要穴，每次掐都要询问患者的感觉，以确定是否找到穴位。掐捏时如果患者感到酸麻、沉胀、舒适，疼痛消失，即为得气，此处为要穴，此时要反复地对要穴进行掐捏，然后用手轻揉被掐部位的肌肉，以缓解肌腱，促使气血通畅。此法适用于肌肉中等肥厚之人。

2. 重抓法：患者取坐位或俯卧位。医生双手的拇指、食指、中指、无名指同时用力，重重地抓施术部位两侧粗大的肌腱，由上而下，再由下而上，反复的抓寻要穴，得气后再重抓数次，然后用手掌轻揉被抓的部位，以促使气血通畅。此法适用于肌肉较肥厚的患者。

3. 重按法：患者取坐位或俯卧位。医生双手紧握拳头，用第二掌指关节顶住患者脊柱两侧粗大的肌腱，由上而下，再由下而上，反复的重按抓寻要穴，每次重按都要向左右滑动少许。得气后，在得气部位反复重按数次，然后用手掌轻揉被重按的部位，以促使气血通畅。此法适用于肌肉肥厚的患者。

【意外情况及处理方法】

1.过敏反应：掐刺部位若有皮肤刺激或过敏，出现皮疹、瘙痒表现者，应立即停止治疗，并用生理盐水冲洗施术部位，症状仍无缓解且皮肤过敏反应严重者，予口服西替利嗪片 10mg 等相应的抗过敏治疗，若出现严重的过敏性休克，需立即抢救。

2.瘀血：若掐刺部位出现微量的皮下出血致局部小块瘀青时，通常不必处理，可自行消退。若治疗部位肿胀疼痛剧烈，青紫面积较大且影响正常功能活动，可先冷敷止血，再热敷或局部轻揉，以促进局部瘀血的消散吸收。

【注意事项】

1.选患者肌肉肥厚处施治，以免掐伤皮肤。

2.施治部位的皮肤不得有破溃之处，以防掐刺过程中感染。

3.不能耐受疼痛者慎用。

4.使用掐法的医者，指甲要短而干净。

5.行刺法的医生需留一定长度的指甲，注意手法的力度适宜。

【现代医学研究】

1.苗医李成皇可谓甲刺能手，颇具代表性，他用甲刺法治疗的疾病范围相当广泛，甚至包括不少的恶性肿瘤。他诊室的患者络绎不绝，患者所赠的锦旗可绕房数圈，足见其在当地的影响力，且甲刺疗效也得到公认。

2.苗医石国章发表了相关文章，详细地记载了他所使用的掐捏方法和相关经验。文中提到凡属平滑肌痉挛引起的腹痛使用掐捏方法疗效更快捷，以及外科性腹痛的初期掐穴术也能使症状有短暂的缓解。

【评述】

本法不需要任何医疗器械，不管在何种场合，随时随地都可操作。从西医学的解剖位置来看，苗医掐穴术的部位实际与脊柱两旁的小神经节、腹腔神经节、肠系膜上神经节、肠系膜下神经节相重合。这些神经节组成串珠状交感干，与内脏神经丛相连。因内脏感觉神经元的胞体位于脊神经节与脑神经相连的神经节内，内脏的感觉冲动要经过脊神经后根进入脊髓的后角传入脑干，所以掐腰部要穴时能阻断感觉神经纤维的冲动传导，使内脏平滑肌松弛，反而缓解疼痛。强烈的刺激迫使内脏的腺体分泌改变，增强消化功能，从而治疗消化系统的疾病。

【参考文献】

[1] 杜江，邓永汉，杨惠杰 . 中国苗医绝技秘法 [M]. 贵阳：贵州科学技术出版社，2014：28-33.

[2] 石国章 . 疗效特快的苗医掐穴术 [J]. 中国民族民间医药，1994，9（4）：24-26.

第四节　揪痧疗法
Dlet shuab（勒痧）

【概述】

揪痧，是民间最古老的传统疗法之一，是指在身体一定的部位或穴位上用手指揪扯皮肤以治疗疾病一种疗法。本法具有活血化瘀、疏通经络、理筋整复的作用。操作一般是用食、中两指的第二指节侧面夹揪皮肤，直到皮肤出现血痕或红斑为宜。本法适用于皮肤张力不大的头面部及腹、颈、肩、背部等处。

【治疗原理】

患处体表毛细血管中的血液不畅，受到外力挤压后，血管破裂，血液渗入周围细胞组织，产生轻微的应激反应。本疗法通过挤压促进局部的血液循环，刺激机体产生应激反应，刺激神经、循环、激素、免疫、排泄等系统功能活跃，以增强人体的抗病能力而达到治疗疾病的目的。

【功效】

揪痧疗法具有活血化瘀、疏通经络、理筋整复等作用。

【适应证】

此法临床适用于各种功能性疼痛、发热、心烦、失眠、厌食、咳嗽、乏力、胸闷、心慌、头晕、便秘等。

【禁忌证】

1. 久病年老体弱者禁用。

2. 妇女经期、妊娠期禁用。

3. 各种出血性疾病、凝血功能障碍者等禁用。

4. 局部皮肤破溃者禁用。

【操作方法】

令患者伏案而坐或取俯卧位，充分暴露施治处皮肤。医者将中指和食指弯曲成钩状，蘸冷水后，用食、中两指的第二指节侧面夹揪皮肤。此时常发出"咯"的响声，"揪疙瘩"之名由此而来。夹揪时要随夹随压随拧，然后迅速松手。一般在局部夹揪20次左右，以皮肤出现血痕为度。对于病情较重者，夹揪的力量要大，直至皮肤出现红斑。揪痧对皮肤有较强的牵拉力，故常可引起局部和全身反应，施治处皮肤潮红，且稍有痛感，但痧被揪出后，患者周身舒展。

【意外情况及处理方法】

1. 揪痧后一两天内，如刮拭部位出现痛、痒、虫行感，皮肤表面出现风疹样变化等现象，均为正常。

2. 需要特别注意的是，接受揪痧、刮痧治疗也和针灸一样，患者有可能像晕针一样出现晕刮。症状多表现为头晕、面色苍白、心慌、冷汗、四肢发冷、恶心欲吐等。遇到这样的情况立即嘱患者平卧并饮用温糖水，迅速用刮板刮拭患者百会（重刮）、水沟（棱角轻刮）、内关（重刮）、足三里（重刮）、涌泉（重刮），如未明显好转，要及时送往医院。

【注意事项】

1. 痧痕一般5～7天自动消退，前一次揪痧所留下的痧痕未完全消退前，不要急于再揪。

2. 揪痧时和刚揪完痧后，揪处皮肤会出现火辣辣的疼痛感，并且痧条摸上去会有突起的感觉，这些反应属正常现象。

3. 发痧严重者的痧条上可能会出现紫黑色的疱，这属正常现象。

4. 冬天应用本法时，要保证室内温暖，并注意让患者保温，防止脱衣着凉，加重病情。

5.除痧时手法要均匀一致，防止刮破皮肤，以引起感染。

6.除痧过程中，术者要边操作边询问患者的感觉情况，以便随时调整患者体位和改进施术的手法。

7.除痧术的用具必须清洗消毒。给乙肝患者或乙型肝炎表面抗原阳性携带者除痧时，由于患者皮下渗血，肝炎病毒可能污染用具。施术后，用具一定要经高压消毒，以防止血源性传播。

【现代医学研究】

1.曾立崑以揪痧法配合针刺治疗急性胃肠炎昏厥患者1例，效果显著。令患者仰卧，急捏两手腋下感导穴（腋下麻筋）、季肋感导穴（季肋左右两侧的大筋），重捏二三下，在脑后风府凹陷处扯痧至紫色，继则在十宣穴放血，然后针刺水沟、印堂，患者立即回醒。

2.陈永丰采用揪痧的方法刺激反复性腹痛患儿的中脘和气海两穴，治疗有效率达92%。其作用机制是通过经络调节脏腑、祛寒散凝、畅通气血，达到治疗腹痛的目的。

3.严龙洲等使用揪痧和刮痧方法治疗中暑患者62例。其中治愈50例，好转12例，总有效率100%。他们提出揪痧和刮痧结合西医支持疗法能迅速控制病情，缓解症状，减轻患者痛苦，且方便快捷，值得推广应用。

4.王军芬在临床中，对36例原发性痛经患者的中极穴和气海穴进行揪痧刺激，理气和血，温经散寒以达到通经止痛的目的。

5.盛灿若教授采用针刺其自创的"咽四穴"以刺激经络穴位及咽喉部深层肌肉、神经和声带，使患者舒畅，再以揪痧法疏通咽喉局部表皮经筋。针揪并用，点面结合，内外兼顾，表里皆达，共奏佳效。总有效率达93.75%。

【评述】

揪痧是民间最古老的传统疗法之一，是指在身体一定的部位或穴位上用手指揪扯皮肤以治疗疾病的方法。本法操作简单，不需任何器具，还可以给自己施治，非常实用。揪痧可以治疗感冒引起的头痛、咽痛、声音嘶哑，对于颈、肩、背的疼痛也起到很好的缓解作用。如头痛可揪太阳穴、印堂穴。咽喉痛可在颈项或脖子的喉结两侧施揪，揪出"叭、叭"的响声；腰背痛可依照古人"以痛为腧"的原则选取阿是穴揪之。

【参考文献】

[1] 张荣健.常见病与自然疗法系列（十八）刮痧疗法的分类和注意点 [J].健康人生，2016，4（4）：35-36.

[2] 曾立崑.扯痧配合针灸对严重型肠胃炎的抢救 [J].广东医学（祖国医学版），1965，4（4）：17.

[3] 陈永丰.揪痧治疗小儿反复性腹痛 52 例 [J].中国民间疗法，2001，9（2）：28.

[4] 严龙洲，王欢，魏淑淼.中西医结合治疗中暑 62 例 [J].现代中西医结合杂志，2008，17（25）：4010.

[5] 王军芬.揪痧治疗原发性痛经 36 例 [J].中国民间疗法，2014，22（4）：21.

[6] 闫慧新，于建，孙建华，等.针刺"咽四穴"为主加揪痧法治疗感冒后声音嘶哑 16 例 [J].中国针灸，2018，38（2）：184.

[7] 贾佩琰.民间揪痧疗法 [J].家庭中医药，2016，23（5）：48.

第五节　掐蝴蝶疗法
Let bad beus（拉巴剖）

【概述】

本法从根本上说属于掐刺法，因其理论独特，使用普遍而单列。具体方法：苗医在患者两侧胸大肌及胸骨柄两旁，或者背部两肩胛骨之间的脊椎两侧看准蛾形异常点之后，双手屈成拳状，拇指伸直，对斑点稍用力掐刺，由于这些部位的形状类似蝴蝶，故称掐蝴蝶法。本法是苗医用于治疗肺部疾病的一种简单实用的方法。

【治疗原理】

苗医认为人体胸部形似蝴蝶，并认识到许多肺部疾患会在此处有明显的外在表现。掐蝴蝶法是术者掐刺特定的病证反应区域以刺激筋脉，调整气血，激发人体生灵能的护卫作用，从而能清热、止咳、平喘、降逆。

【功效】

掐蝴蝶疗法具有清热、止咳、平喘、退气降逆等作用。

【适应证】

本法适用于感冒、咳嗽、喘证等病。西医的急性气管炎、慢性气管炎急性发作、小儿肺炎、大叶性肺炎初起、重感冒、咳喘、哮喘发作期等可参照本法进行治疗。

【禁忌证】

1. 诊断不明确的急性脊柱损伤或伴有脊髓症状的患者禁用，因为使用本法可能加剧脊髓的损伤。

2. 恶性肿瘤局部，溃疡局部，烧伤和烫伤局部，皮肤病，胃、十二指肠溃疡等急性穿孔和各种出血性疾病患者禁用。

3. 醉酒者、严重的精神病患者（不能合作、不能安静）禁用。

4. 年老体弱、不宜重手法刺激者禁用。

5. 极度疲劳和空腹饥饿的患者禁用。

【操作方法】

1. 施术部位

施术部位为患者整个前胸部（图1），重点取两侧胸大肌及胸骨柄两旁，重者还应当取背部两肩胛骨之间的脊椎两侧。苗医认为，人体的前胸廓形似一只巨形飞蛾（或蝴蝶），两侧为翅，中间为身，上方（锁骨中点，即天突穴下方）为头，所以苗医把以咳嗽、高热、鼻翼扇动为主症的肺炎类疾病称为"飞蛾症"，整个蛾形均为取穴的范围。发病期间，患者胸部皮肤可能呈现红色、黄色、褐色或灰色等各种颜色的改变，谓为"飞蛾斑"（蝴蝶斑）。苗医把红色、黄色的皮肤异常改变称为"铜飞蛾"（铜蝴蝶，苗语"巴剖冬"），把褐色、灰色的皮肤异常改变称为"铁飞蛾"（铁蝴蝶，苗语"巴剖劳"）。该部位以手摸之有轻微的震颤感，似蛾翅在扇动。治疗时若找不到皮肤异常点，在蛾形内掐刺亦有效。

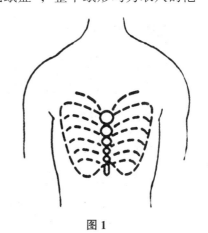

图1

2. 具体操作

术者与患者相对而坐，患儿宜在大人怀抱中取仰卧位，露出胸部，术者看准蛾形异常点之后，双手屈成拳状，拇指伸直，对斑点稍用力掐刺（小儿用力略轻），以患者能忍受并有酸、麻、胀、痛感为宜。每日 1 次，3 天为 1 个疗程，每个疗程间隔 1 ～ 2 天，背部重点以大椎、双肺俞为主。各部位的治疗顺序一般是自上而下。

【意外情况及处理方法】

1. 过敏反应：掐刺部位若有皮肤刺激或过敏，出现皮疹、瘙痒表现者，应立即停止治疗。症状仍无缓解且皮肤过敏反应严重者，予相应的抗过敏治疗；若出现严重的过敏性休克，需立即抢救。

2. 瘀血：若掐刺部位出现微量的皮下出血而表现为局部小块瘀青时，通常不必处理，可自行消退。若治疗部位肿胀疼痛剧烈，青紫面积较大且影响正常功能活动，可先冷敷止血，再热敷或局部轻揉，以促进局部瘀血的消散吸收。

【注意事项】

1. 操作时力度要适当，一般是成人偏重，小儿稍轻，多以患者能忍受并有酸、麻、胀、痛感为宜。

2. 术者指甲不宜过于尖锐，以免刺破皮肤。重症或有其他并发症者，宜配合药物治疗。

3. 操作宜 1 天 1 次，不可过频、过急，操之过急反而有害。

4. 患者皮肤不得有破溃之处，以防掐刺过程中感染。

5. 不能耐受疼痛者慎用。

【现代医学研究】

麻勇恒认为掐蝴蝶法擅长治伤，是苗医药治疗的最重要特色。掐蝴蝶法是术者掐刺特定的病证反应区域以刺激筋脉、调整气血、激发人生灵能的护卫作用，从而清热、止咳、平喘、退气降逆、宣肺宽中。

【评述】

掐蝴蝶法又称掐飞蛾，是苗医用于治疗肺部疾病的一种简单实用的方法。苗族村寨多有这样的行家里手，单凭双手为患者治病，颇受群众欢迎。现代科学研究证明，内部脏器发病会在体表出现过敏带（如海特过敏带）的反应，这些过敏带是按身体分节构造以体节性出现的，当内脏有病时，与其相应的脊柱所分配的皮肤区域会出现感觉过敏，其中比较显著的称为"极点"。深部器官的疾病往往会在同一体节的皮肤上反映，因此，刺激体表一定的穴位，就能治疗体内脏器的某些疾病。

【参考文献】

[1] 杜江，邓永汉，杨惠杰.中国苗医绝技秘法 [M].贵阳：贵州科学技术出版社，2014：32-35.

[2] 罗才贵.推拿学 [M].上海：上海科学技术出版社，2008，8：41.

[3] 麻勇恒.传统苗医治病用药特色及其生态智慧解码 [J].原生态民族文化学刊，2012，4（3）：80-84.

第六节　玉杵点穴疗法
Jux nbod（巨拨）

【概述】

苗医的特点之一是医武结合、劳武结合，苗族武术的拳师通常也是苗医高手，因此有"武医一家"之说。苗族拳师通过点、打、踢、拿等手法重创对手的穴位，以"隔气血之通路，使不接续，壅塞气血之运转，使不流通"进而失去战斗力。当代苗医师根据点穴术，把这种精妙的武功运用到医疗上来，独创出"点穴疗法"，进而救死扶伤。医者用手指或筷子等简单器具，结合一定的手法在患者的穴位上进行点击，达到治疗疾病的目的。玉杵点穴疗法是用苗族地区所产玉杵在患病体表的某些穴位和刺激线上施行点、按、压、拍和叩打等手法，促使已经发生功能障碍的肢体或脏腑器官恢复功能，从而治愈疾病的一种治疗方法。

【治疗原理】

苗医认为人体血脉中的血有"头"，找准"血头"，在一些特殊穴位以不同手法点击可以迅速达到疏通筋脉、活血祛瘀、通气散结的效果。玉杵点穴治疗时，被点部位可感到酸胀、麻木、胀痛等感觉，并伴有肌肤发红、局部汗出、皮肤温度升高、局部肿痛消失、肌肉痉挛缓解的状况。经此疗法治疗后的患者自觉全身舒适，睡眠好转，食欲旺盛，体重增加，体力增强。

【功效】

1. 疏通经络，活血化瘀

点穴疗法可以"按其经络腧穴，以通郁闭之气，摩其壅聚气血，以散瘀结之肿"，从而使经络通畅、气血流通，达到消肿止痛的目的。

2. 调和气血，濡养周身

中医认为"有诸内，必形诸外"，脏腑内伤，功能失调，气血失和，通常显现在肌表。通过点按腧穴、经络，调理脏腑功能，疏通经脉，使气血充盈流畅而濡养全身，起到治疗脏腑和肢体病证的作用。

3. 松解粘连，改善关节活动功能

点穴疗法通过点、按关节周围穴位、经络，起到增加关节活动度、松解关节粘连的作用。

4. 缓解肌肉痉挛，增强肌力

不同强度的手法刺激作用不同，强刺激手法，松解肌肉痉挛之强劲肌力；轻刺激手法，补肌力之不足。

5. 扶正祛邪，调整阴阳

患者经点穴治疗后出现局部皮温升高、全身轻松舒适、体力增强等现象。苗医认为本法对神经系统的传导、心血管功能及末梢循环、机体免疫功能等均有益，起到扶正祛邪、调整阴阳的作用。

【适应证】

本法适用于跌打损伤、风湿疼痛、头痛、身痛、脘腹疼痛、颈肩腰腿痛等多种病症。

【禁忌证】

1. 严重的心脏病、肺结核、恶性肿瘤患者禁用。

2. 出血性疾病如血友病、血小板减少性紫癜、过敏性紫癜、再生障碍性贫血患者禁用。

3.严重的皮肤病患者禁用。

4.化脓性关节炎之急性期患者等禁用。

【操作方法】

1.器材准备

根据病症、操作部位的不同、患者体质强弱，选择大小不同的玉杵，玉杵应完整无碎裂，光滑无毛糙。

2.操作流程

（1）点法：医者手持玉杵在患者体表的穴位和经络线上施行戳而点之、按而压之的手法。医者施力逐渐加重，必要时可加以按揉，以增加其疗效。每秒2～3次。叩点分四种节律，即一虚二实，二虚二实，三虚二实，五虚二实。虚点时力度较轻，速度要快；实点时力度要重，速度要慢。施术手法既要灵活，又要有弹力，医者要有坚实的指力和充分的臂力，做到意到、气到、力到，柔中带刚、刚中带柔，准确熟练而有力。

根据患者病情需要，点法的强弱可分轻、中、重三种。轻点以腕关节为活动中心，主要通过腕部的力量配合肘、肩两关节来进行操作。轻点力轻而富有弹性，是一种较弱的刺激方法，偏于补法，多用于小儿、妇女、老年以及虚弱性患者。中点主要依靠前臂的力量，医者以肘关节为活动中心，将腕关节置于固定或半固定状态进行施术。中点力量介于强弱之间，是一种中等刺激手法，可用于虚、实两证。重点是以肩关节为轴，固定腕关节，医者通过肘关节协调配合，运用上臂的力量施术，是一种强刺激手法，主要适用于青壮年、体格健壮及临床表现为实证者。

（2）按压法：医者用手持玉杵，置于患者体表的病变部位，并伴有逐渐用力下压揉动的动作，称为按压法。此法是点穴疗法中常用的手法之一，运用按压法时，部位要准确，力量要稳定，由轻到重逐渐过渡。每次按压之后要稍作停留，使局部有压迫感，以"得气"为目的，切忌使用暴力。一般轻按为补，重按为泻。病情较轻者，每日1次即可，10天为1个疗程；久病者，每日1次，1～2个月为1个疗程。对于某些治疗到一定程度后病情进展缓慢者，可以停一段时间之后再继续治疗。

【意外情况及处理方案】

1.血肿：若治疗部位出现微量的皮下出血及小块青紫时，通常不需要特殊处理，血肿可自行消退。若治疗部位肿胀疼痛剧烈，青紫面积较大且影响正常功能活动，可先冷敷止血，再热敷或局部轻揉，促进局部瘀血的消散吸收。

2. 皮肤损伤：若治疗手法不当致使皮肤损伤，应立即停止治疗，保持伤口清洁并涂抹红药水，通常数日后伤口便会愈合，不需要进行包扎处理。

3. 休克：在治疗过程中，患者若因空腹或者情绪因素导致休克，即刻停止治疗并抬高下肢增加回心血量，吸氧，保持呼吸通畅，观察生命体征并进一步救治。

4. 骨关节的损伤：施术手法过于粗暴可能导致患者骨关节受损，应完善相关影像学检查，进一步行专科治疗。

【注意事项】

1. 循序渐进：接受玉杵点穴施术时，手法应循序渐进地进行，坚持由轻到重、由缓到急的原则进行治疗，以舒缓的按揉手法进行放松，尤其对小儿或久病体虚、过饥、过饱、初诊患者，经期妇女，情绪紧张患者更应该如此。如患者极度疲劳或醉酒，暂不予点穴治疗。对畸形的矫正，不宜操之过急，以免造成损伤。

2. 轻重适宜：施术时，手法的轻重要因病而宜，重病轻治固属无效，而轻病重治亦非所宜。

3. 选穴要准确。

4. 点穴前要对施术部位进行消毒。

5. 操作注意安全，防止损伤皮肤。

6. 糖尿病患者慎用。

【现代医学研究】

目前暂没有针对玉杵点穴疗法的现代研究。

【评述】

玉杵点穴治疗应用广泛，适用于各种跌打损伤、风湿关节疼痛、头身疼痛、脘腹部疼痛、颈肩腰腿痛等多种病症。本法能疏通经络、活血化瘀、调和气血、松解粘连、缓解肌肉痉挛、扶正祛邪、调整阴阳等从而达到明显的治疗效果。玉杵点穴治疗的作用面积较小，刺激量较大，如果力度及手法掌握不当，很容易致局部皮肤受损，故不宜长时间使用。施术前要根据受术者年龄、体质、病情和耐受性等酌情选用，治疗过程中随时观察受术者反应，以免发生意外。操作时要注意力量的把控，由轻到重地进行，力量要稳，按压方向是垂直向下，使得刺激到达深部组织。临床本法常与揉法、击法等结合，组成点揉、点击等复合手法应用。玉杵点穴疗法目前没有现代研究支持，还需要进一步研究，以期发挥苗医药更大的优势。

【参考文献】

[1] 张忠杰，杨定玉.论苗族传统武术的养生功能及文化内涵 [J].军事体育学报，2017，36（2）：102-105.

[2] 杜江，邓永汉，杨惠杰.苗医绝技秘法传真 [M].贵阳：贵州科学技术出版社，2010，11：149-150.

[3] 吕选民.第五讲推拿疗法的基本作用和原理（一）[J].中国乡村医药，2015，22（21）：38-39.

[4] 王丽.推拿疗法中点按法的应用体会 [J].按摩与导引，2002，18（3）：18.

[5] 邰先桃，夏世金.民间整体推拿疗法初探 [J].中国民族民间医药杂志，1999，39（4）：197-198.

[6] 李义凯，翟伟.推拿学 [M].北京：科学出版社，2012，9：84-85.

第七节　牛角推拿按摩疗法
Muad nyox gob（抹油革）

【概述】

牛角推拿按摩疗法将苗族地区纯天然的水牛角制成按摩器，并借助水牛角性凉、质地柔和的特性，结合不同苗药的药物效能，充分发挥苗医治疗疾病的特色。本法根据不同的疾病和患者，选择不同的药物及不同的部位进行刮治，通过调节机体的生理、病理状况，达到疏经通络、调理全身气血、增强正气、抵御外邪的治疗效果，是苗医学的重要组成部分。

【治疗原理】

人体经络系统通过沟通内外，联络脏腑肢节以及传导感应等来反映机体的生理及病理情况。牛角按摩疗法对皮部的刺激通过经络传至相应的脏腑，从而对机体功能起到整体调节作用。牛角推拿按摩疗法是医者用牛角在患者身上刮擦按摩的方法，具有促进血液循环，使患者肌肉舒缓、经脉通畅、气血流通，扶正异位，扶持人体生灵能，排除毒素等作用，以达到治疗、保健和消除疲劳的目的。

【功效】

牛角推拿按摩疗法具有活血通经、消瘀止痛、舒缓肌肉、扶正祛邪等作用。

【适应证】

1. 过度劳累引起的全身肌肉关节的酸胀、困重等。

2. 感冒初期的浑身疲乏、头昏脑涨。

3. 软组织损伤，腰肌劳损。

4. 神经衰弱导致的头昏脑涨、精神疲乏、失眠多梦。

5. 不良姿势及习惯引起的各种不适和病变。

【禁忌证】

1. 有急性恶性疾病、传染病、心功能不全者等禁用。

2. 皮肤高度过敏、皮肤溃烂、有皮肤病者禁用。

3. 精神情绪异常、抽搐及不配合者禁用。

4. 女性行经期间腰背部及下腹部禁用。

5. 外伤性骨折者禁用。

【操作方法】

1. 器材准备

准备物品：牛角推拿器、苗药液介质（弩药液、黑骨藤追风液等）。

2. 操作流程

嘱患者取适当体位并暴露需要治疗的部位。医者将适量黑骨藤追风液涂抹于治疗部位，药液量据患者病情、体质、年龄不同为度。按持久、有力、均匀、柔和、深透的推拿技术要求，医者一手拿牛角推拿器放置于患者体表涂有药液的特定部位，并以手肘作为摆动的支点，通过前臂及手腕主动摆动，带动腕部做屈伸和前臂旋前、旋后的复合运动。将牛角推拿器必须吸定在患者体表部位，使牛角推拿器的边缘与皮肤成45°夹角。对穴位等特定部位进行刺激时，还可利用牛角推拿器的角部进行刮拭。频率为

120～150 次 / 分，刮拭的方向为从下至上，治疗力度要适中，以患者自觉舒适为度。每次治疗时都需要涂擦介质并按从下到上的方向进行，治疗程度主要是以患者皮肤红晕为度。每日治疗 1 次，10 天为 1 个疗程。

【意外情况及处理方案】

1. 过敏反应：治疗部位若有皮肤刺激或过敏，出现皮疹、瘙痒表现者，应立即停止治疗并用生理盐水冲洗施术部位；症状仍无缓解且皮肤过敏反应严重者，予口服西替利嗪片 10mg 等相应的抗过敏治疗；若出现严重的过敏性休克，需立即抢救。

2. 血肿：若治疗部位出现微量的皮下出血致局部皮肤青紫时，不需要特殊处理便可自行消退。若治疗部位肿胀疼痛剧烈，青紫面积较大且影响正常功能活动，可先冷敷止血，再热敷或局部轻揉促进局部瘀血的消散吸收。

3. 骨折：对于推拿过度，出现疼痛、肿胀畸形等怀疑骨折者，须先行影像学检查明确是否出现骨折，如果明确有骨折需进一步专科治疗。

【注意事项】

1. 施术部位有破损或炎症者忌用此法。

2. 传染性疾病患者不宜用此法，如患有急性肝炎、肺结核等。

3. 根据病情和患者的身体情况选择部位、手法和轻重，一般要经过训练和学习，有一定经验后方可使用。

4. 牛角按摩推拿手法要熟练，动作要达到持久、有力、均匀、柔和、深透的推拿技术要求，切忌用力不当损伤皮肤。

5. 牛角推拿按摩治疗之后，应注意保暖，减少皮肤暴露，防止风寒侵袭肌表影响疗效。

6. 点穴前要对施术部位进行消毒。

【现代医学研究】

1. 崔瑾等将 180 例神经根型颈椎患者随机分为治疗组和对照组，并分别采用马桑狗帮油和茶油刮痧治疗。7 天为 1 个疗程，共治疗 4 个疗程。结果显示，治疗组治愈率为 35.71%，显效率为 80.95%，总有效率为 100.00%，优于对照组。证明苗药马桑狗帮油刮痧法治疗神经根型颈椎病（风寒阻络证）疗效优于茶油刮痧治疗。

2. 黄慧等对 5 例颈椎病手术治疗后双侧肩部活动受限伴双侧三角肌萎缩的患者，进行苗药马桑狗帮油剂配合水牛角刮痧治疗。经 2～6 个月的治疗之后，其中 3 例治愈，2 例明显好转。

【评述】

牛角推拿按摩是苗医药中常用的特色外治法之一，具有"活血通经，消瘀止痛"之效。其技法有舒缓肌肉、疏通筋脉、扶正异位、疏通气血、扶持人体生灵能、排除毒素等方面的作用，以达到治疗、保健和消除疲劳的目的。因为其方法简便易行，疗效显著，经济安全且无副作用而在民间广为流传。近年来，随着"回归自然""绿色疗法"浪潮的兴起，越来越多的人们愿意去接受和使用包括刮痧在内的传统治疗方法预防和治疗疾病。在应用牛角推拿按摩治疗疾病时，应该注意操作的方法和力度，不能损伤患者的皮肤，治疗完成以后嘱咐患者避风寒，防止风邪经打开的腠理进入脏腑，损伤机体。今后应对牛角推拿按摩进行更多的临床研究，采集更大的样本量来明确其疗效和适用人群、适应证，发展民族医学。

【参考文献】

[1] 杜江，邓永汉，杨惠杰.苗医绝技秘法传真 [M].贵阳：贵州科学技术出版社，2010：70-72.

[2] 夏景富，崔瑾，吕岑，等.苗药马桑狗帮油刮痧治疗神经根型颈椎病安全性和有效性的随机、多中心、平行对照研究 [J].中华中医药杂志，2017，32（6）：2808-2811.

[3] 黄慧，夏景富.苗药马桑狗帮刮痧治疗颈椎病手术治疗后双肩活动受限伴双侧三角肌萎缩 [J].贵阳中医学院学报，2011，33（2）：63-64.

第十章　苗医孔窍类给药疗法

第一节　塞药疗法
Nzheuk chuax ndeud（离加括伐）

【概述】

苗医孔窍给药疗法包括阴道塞药、肛门直肠塞药、耳道塞药、鼻腔塞药等。本法是将加工过的药物捣烂用布袋包裹，或将药粉制成各种剂型，塞于阴道、肛门、耳鼻等处，起到消肿止痛、抗炎、杀菌、通便、杀虫、解毒等治疗疾病的作用。根据不同的疾病及患者的体质、年龄等，配以不同的药物剂量。

【治疗原理】

塞药主要用于窍道疾病，如鼻腔、耳道、阴道、肛门直肠等。方法是直接将药物塞于窍道内，通过局部皮肤黏膜吸收和吸入气味起到治疗疾病的作用。一般来讲，窍道里存在各种黏膜，与体外的皮肤相比，黏膜有更容易吸收药物的优势，因此在这些窍道内塞药治疗病变局部，替代口服药物或者肌内注射等治疗方式，可使药物直达病所，保证药物快速吸收，具有快速显效且临床适应证广泛的优点，为患者减轻痛苦。

【功效】

苗医孔窍给药疗法具有止痛、抗炎、通便、杀虫、解毒、杀菌等作用。

【适应证】

1.鼻炎、鼻窦炎等上呼吸道疾病。

2. 阴道炎、宫颈糜烂等。

3. 痔疮、肛瘘、肛痈等。

4. 其他内科疾病：哮喘、呃逆、便秘等。

5. 耳道炎症、流脓等。

【禁忌证】

1. 对药物过敏者。

2. 肛门、直肠和结肠等手术后、下消化道出血者或大便失禁的患者。

3. 妊娠期妇女。

4. 行经期间妇女。

【操作方法】

1. 器材准备

根据病证、患病部位、患者体质强弱选择相应的药物。

2. 操作流程

（1）鼻腔塞药：吹鼻法：将粉末状药物通过竹管轻轻吹入鼻腔内保持坐位或仰卧位 5～10 分钟。

吸鼻法：通过鼻吸的方法吸入药物的蒸气或者烟雾，并保持体位 5～10 分钟。

塞鼻法：将药丸或者药膏塞入鼻腔内并保持体位 5～10 分钟。

（2）耳道塞药：先检查外耳道情况。如果外耳道有脓液或分泌物时，应用 3% 双氧水或者生理盐水清洁外耳道。

塞药方法：轻轻地用一个向外向上的力拉住耳朵，将药液或药粉沿外耳道后壁缓慢纳入，用手指轻轻地弹动耳朵使得耳道能够充分与药物接触。保持原体位 5～10 分钟；为防止药物流出，可在外耳道口塞入棉球。

（3）阴道塞药：对于栓剂、片剂、丸剂、膏剂、凝胶剂等剂型，医生应戴上无菌手套后将药物放入后穹窿或紧贴宫颈；或者用窥阴器暴露宫颈后，用长镊子或卵圆钳将药片放入；抑或用带线大棉球将药片推至子宫颈部，线尾留在阴道口外，嘱咐患者 12～24 小时后轻轻拉扯线尾将棉球取出。医生也可教患者自己放入某些药片，具体操作：临睡前用肥皂洗净双手后，一只手分开阴唇，另一只手的食指及中指夹持药片沿阴道后壁推至阴道深处。

（4）肛门直肠塞药：药物剂型一般有栓剂、药液等。嘱患者排便或给予排便性灌肠1次，根据病情选取体位。慢性菌痢宜取左侧卧位，阿米巴痢疾则取右侧卧位，要求患者抬高臀部10cm。

灌肠液：将准备好的药液（药液一般不超过200mL）用导尿管代替灌肠管采用滴入法送入患者肠道内，其中导尿管插入的长度在15cm左右，滴入速度一般为65滴/分，滴液时应注意保温。拔管后嘱患者平卧，尽量忍耐，不要解出，留置时间为1小时以上。

栓剂：戴上无菌手套将栓剂纳入肛门内3～5cm，每次1枚，每日1次。

【意外情况及处理方案】

1.药物过敏反应：治疗部位若出现瘙痒、皮疹等，应立即停止治疗，并清洗局部，进行抗过敏治疗。

2.窍道黏膜受损：在给药过程中由于操作不熟练、不轻柔致窍道黏膜破损时，应立即停止给药并保持伤口清洁。一般不需要特殊处理，数日后便会愈合。

3.出血：医生操作过程中动作不熟练、不轻柔，导致局部破裂出血，首先应该用纱布压迫数分钟进行止血，防止失血过多。为防止伤口感染应进一步送入专科进行处理。

【注意事项】

1.不同疾病采取不同的体位，后组鼻窦炎应仰卧位并将头部垂于治疗床前，前组鼻窦炎则需要采取侧卧头低位。

2.鼻腔滴药时，滴管勿接触鼻翼和鼻毛，以免污染药液。

3.鼻腔滴药时，捏鼻翼以减少药液流入咽部引起的不适。

4.了解肛门、直肠病变的位置，以确定治疗管插入的长度及位置。

5.应嘱患者先排便，灌肠管要细，插入要深，压力要低，药量要少。

6.肠道病变患者在晚间睡前灌入为宜，并减少活动。

7.药液温度要适宜，一般为39～40℃，虚证给药温度可为40～44℃。

8.阴道塞药，宜选在晚上临睡前，使药物能充分分解、吸收。

9.白带多的患者，塞药前应先冲洗阴道，以清洁阴道、减少分泌物，从而提高疗效，还要掌握好溶液温度，保持容器清洁。

10.要保持外阴清洁、干燥，内裤宜宽大透气且每天更换。阴道塞药治疗期间应禁欲，或者使用避孕套。如果伴侣已感染滴虫，应同时接受治疗。

【现代医学研究】

目前暂无苗医窍道给药的现代医学研究。

【评述】

苗医外治法中的塞药疗法即苗医药窍道给药，窍道给药的剂型多种多样，如栓剂、药液、粉末或者新鲜药物捣汁等，给药方式包括阴道给药、肛门直肠给药、耳道给药和鼻腔给药等。窍道给药能直接作用于局部，不需要经过肝脏代谢，直接通过黏膜进入体循环发挥治疗作用。且与体外的皮肤相比，黏膜能够更快捷、更有效地吸收药物成分，使得药到病所，适用于多种疾病。塞药操作简单易行，但亦需要注意动作轻柔，熟练地将药物送入病变部位，使药物充分与窍道黏膜接触，才能达到相应的效果。在操作的过程中要尽量减少给患者造成的不适。关于苗医药的塞药治疗，目前没有现代研究支持，还需要进一步研究，有望发挥苗医药更大的优势。

【参考文献】

[1] 杜江，邓永汉，杨惠杰 . 苗医绝技秘法传真 [M]. 贵阳：贵州科学技术出版社，2010：87-88.

[2] 吕莹，张栋，张超，等 . 鼻腔给药研究进展 [J]. 天津中医药，2014，31（12）：766-768.

[3] 张阿兰 . 耳道给药治疗原发性痛经 38 例 [J]. 中医外治杂志，2013，22（3）：60.

[4] 郭燕华，余冠华，俞冰，等 . 冰 - 矾散耳道施药治疗急性化脓性中耳炎 80 例 [J]. 中国药业，2006，15（8）：55-56.

[5] 牛培宁，焦刚亮，曾明月，等 . 慢性前列腺炎中医直肠给药临床研究进展 [J]. 世界中西医结合杂志，2016，11（8）：1177-1180.

第二节　吹筒疗法
Cob drangx kot fax（措棠括伐）

【概述】

吹筒法是苗医外治法中的一种特殊用药方法，筒具可以是纸筒、竹筒或者塑料管。吹筒法是指将苗族药物研成细末，取少许置于给药器（纸筒、竹筒或者塑料管）中，再将药筒深入需要治疗的窍道内，轻轻将药末吹入，每日 3 ～ 4 次，以达到通窍、开噤、宣肺、抗炎、止痛、止血、除脓等目的的苗医外治疗法。

【治疗原理】

吹筒法是治疗咽喉部、鼻腔、耳道内疾病的一种特殊用药方法。咽喉、鼻腔、耳道等部位距离外界较近，适合外治。本法通过简单的筒器将药物送入窍道，如咽喉部、鼻腔、耳道等，使药物直接接触病变的部位，以便药物更快发挥作用。另外，某些药物粉末对鼻黏膜有较强的刺激作用，吹筒法能将药物布散于鼻腔深部，常能引发喷嚏，具有宣通肺气、开窍醒神的作用。药物可根据苗医理论中"冷经"和"热经"之说以及"治热以冷药、治冷以热药"理论来选择，以达到防病治病的目的。

【功效】

吹筒疗法具有通窍、醒神、开噤、抗炎、消肿、止痛、止血等作用。

【适应证】

1. 鼻炎、鼻塞、鼻腔黏膜充血、口腔疾病、咽喉肿痛、耳道内疾病等五官科疾病。

2. 头风、头痛、眩晕等病证。

3. 产妇胞衣不下、产后血晕、阴挺、缺乳、乳岩、乳痈、小儿惊风、脐风、疮疡等疾病。

【禁忌证】

1. 对药物过敏者不宜使用。

2. 影响胎儿发育的药物,孕妇禁用。

3. 药筒切勿让多人重复使用,或者在同一患者的多窍道重复使用,以免交叉感染。

【操作方法】

1. 器材准备

根据具体的疾病准备相应的药物。

2. 操作流程

(1)鼻腔吹药:患者仰卧头低位。医者用纸卷一个小纸筒或用小竹筒、小塑料管,将研成细粉的药物置入给药筒中,缓缓地送至窍道的病变部位附近再将药粉轻轻吹出,使药物布散于患处,保留1～3天。

(2)耳道吹药:患者侧卧头低位,患侧向上。医者用纸卷一个小纸筒或用小竹筒、小塑料管,将研成细粉的药物置入给药筒中,缓缓地送入窍道的病变部位附近再将药粉轻轻吹出,使药物散布于患处,保留1～3天。

(3)咽喉吹药:患者仰卧头低位。医者用纸卷一个小纸筒或用小竹筒、小塑料管,将研成细粉的药物置入给药筒中,缓缓地送入窍道内部的病变部位附近再将药粉轻轻吹出,使药物散布于患处,保留1～3天。

【意外情况及处理方案】

1. 刺激性喷嚏:在吹筒过程中,患者出现刺激性喷嚏时,需立即停止吹筒,改用其他用药途径,当鼻黏膜刺激解除后,喷嚏若消失,可不行处理。

2. 黏膜损伤:吹筒过程中,因动作失于轻柔造成筒器棱角损伤鼻腔黏膜,需要停止吹药,若有出血,需局部压迫止血;若没有出血,仅仅表现为黏膜的撕裂,可局部消毒,防止感染。

3. 药物过敏反应:患者经吹筒上药后出现皮疹、瘙痒等过敏反应,应立即停止该药物的吹筒,清洗鼻腔中残留的药物,必要时使用抗过敏的药物。

【注意事项】

1. 使用的药粉量不宜过多,以免多余的药粉堵塞或者刺激窍道。

2.要根据治疗的部位来选择相应大小的管壁光滑的筒管。

3.要避免连续性用药，防止药物积累的毒性作用。

4.尽量避免使用刺激性强的药物。

5.根据不同患者选用不同的药物和药量，区别对待。

6.对于易过敏的体质应尽量使用温和的药物，治疗浓度也应递增。

【现代医学研究】

目前暂无针对苗医吹筒疗法的现代研究。

【评述】

吹筒疗法是一种古老的苗医外治法。吹筒法曾一度被多数人遗忘，仅在民间某些地区流传了下来。而对于胃肠道难以吸收的药物或者患者难以服用的药物，经窍道给药不仅能使药物直达病所，还能减轻患者的心理负担，因此很容易被患者接受。吹筒法给药具有避免肝脏对药物的首过效应等优越性，从而被越来越多的人认识。研究人员在继承传统方法的基础上，对于给药的剂型、辅助给药的器具等方面做了较大的改进，使本法有了全新的突破。但是，由于苗医吹筒疗法的记载较少，人们对这一传统疗法的特点、剂型、给药方式、适应病证等没有系统的认识，阻碍了吹筒疗法的进一步发展。

【参考文献】

[1] 杜江，邓永汉，杨惠杰.苗医绝技秘法传真 [M].贵阳：贵州科学技术出版社，2010（11）：88-89.

[2] 钱俊华，李亚平.传统中医鼻疗的方法相应的剂型和适应病证 [J].中医药学刊，2005（6）：1086-1088.

[3] 杜江，邓永汉，杨惠杰.苗医绝技秘法传真 [M].贵阳：贵州科学技术出版社，2014（11）：103-104.

第三节　灌肠疗法
Couk hnyod kot fax（古克纽括伐）

【概述】

灌肠疗法起源较早，在汉代张仲景的《伤寒论》中就有用猪胆汁灌肠治疗便秘的记载。对于大便难下、积之日久者，为了尽快疏通肠道，苗医会采用灌肠疗法来治疗。本法使用灌肠器具吸取具有润滑作用的液体或药液，再将灌肠器具从肛门塞入并直接将药物注入直肠中，可达到尽快通便、排气的效果。灌肠疗法还可借助输入的药物进行诊断和治疗其他疾病。

【治疗原理】

苗医认为大便不通主要由于热灼肠液、肠体干涸、气便互结导致大便阻塞。灌肠疗法是直接将大量具有润滑或泻下、清火、赶毒等作用的药液注入直肠中的方法，这能使药液迅速发挥润肠、赶毒、通下的作用从而解除患者因大便不通出现的腹痛、腹胀等不适。当药物效果不佳或病情比较危重、远水难救近火之时选用灌肠疗法。值得注意的是，本疗法仅在大便不通的危及情况下临时使用，不宜长期使用。

【功效】

灌肠疗法具有润滑泻下、清火赶毒的功效。

【适应证】

本法适用于各种急性大便秘结的情况。现多用于肠胀气，不完全性肠梗阻，某些肠类疾患检查及各种大手术、分娩前的准备，还可以用于高热降温。

【禁忌证】

1.过敏体质、有传染性皮肤病及对灌肠药物过敏者禁用。

2.有急腹症、消化道出血、妊娠等患者禁用。

3.合并心脑血管疾病，肝、肾等严重功能障碍及精神疾病患者禁用。

4.肛周皮肤、黏膜破损者禁用。

5.肝性昏迷者禁用肥皂水灌肠。

【操作方法】

1.器材准备

（1）灌肠器具：苗医传统的灌肠器具由竹子做成。取 2～3cm 的空竹一节，将其做成顶部开口的水枪。竹子顶部要磨至光滑，以防划破肛门黏膜和皮肤。

（2）灌肠药物：灌肠方药一般根据患者的病情特点临时配制而成。经过煎煮后浓缩至一定剂量，装入容器备用。如用散剂，在使用时加入适量润肠通便药调匀即可。常用的灌肠药物有肥皂水、苦胆汁等。

2.操作流程

嘱患者弯腰，使其臀部朝上充分暴露肛门。对于年老体弱、不能长时间站立者多采用左侧卧位。不能自我控制排便者可取仰卧位。先用制作好的灌肠器具吸取一定的灌肠药物，将灌肠器轻轻地塞入肛门内，再将灌肠药物直接注入直肠中。注药后将灌肠器具从肛管内缓缓拔出，擦净肛门。一般情况下，嘱患者保持姿势5～10分钟后再排出药液和大便。采用该疗法前需要对患者的情况进行评估。本法仅用于大便不通的紧急情况，不可久用。

【意外情况及处理方案】

1.若操作过程中，患者出现剧烈腹痛、脉速、面色苍白、出冷汗等，应立即停止该操作，并严密监测患者生命体征变化，必要时做好抢救措施。

2.液面不降：首先检查肛管是否通畅，有无折叠、扭曲、反折等情况，可以向前或向后推动肛管从而改变肛管位置，必要时可更换体位。

3.灌肠后便血：多由灌肠方法不当，操作过于暴力或润滑不够导致。出血量小时可不予处理，注意观察即可；出血量大时应用止血药对症处理。

【注意事项】

1.本疗法只能用于应急，不宜长期使用。

2.竹筒口必须处理光滑，以防划伤肛管皮肤及黏膜。

3.治疗前须充分润滑。

4. 治疗前须严格消毒，防止感染。

5. 灌肠药物的温度须适宜，温度不能太高或太低，以防烫伤或冻伤。

6. 治疗前充分评估患者病情，并对患者充分解释。

7. 治疗过程中随时观察患者的反应，如有不适，立即停止操作。若出现昏迷、休克等情况，应积极救治。

8. 灌肠器具一人一器，仅用一次，不能一器多用，防止交叉感染。

【现代医学研究】

1. 曾清泉收集整理 34 例运用豆里乌合剂（豆里乌 20g，莴咪仰、赤石脂、白及各 5g，木香、地榆、赤芍各 10g，生黄芪 30g）灌肠治疗溃疡性结肠炎的病例，结果显示豆里乌合剂灌肠在肠黏膜修复、症状改善方面疗效显著。

2. 曹波等运用苗药积稿倒煎剂保留灌肠治疗溃疡性结肠炎（UC），发现积稿倒纳米制剂保留灌肠能显著提高患者血清 SOD 水平，改善患者氧自由基代谢，同时显著降低患者血清中 TNF-α 水平、IL-1β 水平，改善患者 IL 代谢，同时显著降低患者血清丙二醛（MDA）含量，临床疗效总有效率 67.5%，实验组和对照组的总疗效比较有显著性差异（$P < 0.05$）。苗药积稿倒始载于《本草图经》，为蓼科多年生草本植物拳参的根茎，味苦，性凉，归肝、大肠经，具有清热解毒、镇肝息风、凉血止痢的功效。灌肠方法使药物更容易发挥作用。结果表明，积稿倒纳米制剂保留灌肠是优于柳氮磺胺吡啶（SASP）口服的一种治疗方案，值得临床进一步大样本深入研究。

【评述】

灌肠疗法是一种临床常见的外治法，在苗医治疗中应用广泛。本疗法具有润滑泻下、清火赶毒的功效，适用于各种急性大便秘结的情况。现多用于肠胀气，不完全性肠梗阻，某些肠类疾患的检查与治疗及各种大手术、分娩前的准备，还可以用于高热降温。在操作过程中，应该注意避免对肛门及肠黏膜造成损伤。若在操作过程中，患者出现剧烈腹痛、脉数、面色苍白、出冷汗等，应立即停止该操作，并严密监测患者的生命体征变化，积极处理。现代关于苗药灌肠的研究并不多，贵州中医药大学第一附属医院的曹波教授研究了苗药积稿倒煎剂保留灌肠治疗溃疡性结肠炎，通过对患者血清 SOD、TNF-α、IL-1β 水平、MDA 等的检测，发现苗药积稿倒煎剂保留灌肠治疗在改善氧自由基代谢，降低血清 MDA 含量等方面疗效确切。但苗医灌肠疗法还存在着诸如消毒不当、治疗器具缺乏标准化等问题，因此在临床推广面临一些困难。本疗法可以与西医灌肠疗法结合，经规范化、标准化地改良后运用于临床。

【参考文献】

[1] 杜江，邓永汉，杨惠杰.中国苗医绝技秘法 [M].贵阳：贵州科学技术出版社，2014：131-132.

[2] 杜江，刘向阳，何康.苗医治毒法方法概说 [J].中国民族医药杂志，2007，7（7）：25-26.

[3] 田兴秀.中国苗族基础 [M].贵阳：贵州科学技术出版社，2013：67.

[4] 曾清泉.苗药豆里乌合剂灌肠治疗溃疡性结肠炎34例 [J].中国民族医药杂志，2009，15（7）：14-15.

[5] 曹波，杨乐，李志，等.苗药枳稿倒纳米制剂应用于溃疡性结肠炎的临床研究 [J].中国药房，2011，2 2（35）：3333-3334.

[6] 雷载权.中药学 [M].第 1 版.上海：上海科学技术出版社，1995：67-68.

第四节　点滴疗法
Ndros chuax kot fax（德察括伐）

【概述】

点滴疗法是苗医外治法中常用的一种疗法。本疗法操作简单且起效较快，故在苗疆区域被广泛应用。本疗法是将具有一定功效的药物制成药汁、油剂或其他液体剂型，再将药物直接滴入眼、耳或鼻等孔腔内以治疗某些五官疾病的一种治病方法。

【治疗原理】

苗医认为，对于一些孔窍类疾病，内服药物有局限性，如用量大、服用时间长、起效时间慢等。为了使药物直达病灶，苗医创制了点滴疗法。点滴疗法具有用量少、疗效快等特点。治疗眼、耳、鼻等孔窍类的疾病时，点滴疗法能使药物迅速到达病位而发挥功效。

【功效】

点滴疗法具有清热解毒、消肿止痛、活血化瘀、收敛祛湿、散翳明目等作用。

【适应证】

本疗法多用于治疗结膜炎、角膜炎、角膜溃疡、鼻炎、中耳炎等。

【禁忌证】

1. 过敏体质及对点滴疗法的验方药物过敏者禁用。

2. 有全身免疫系统或血液系统疾病者禁用。

3. 孕妇慎用。

【操作方法】

1. 药物准备

（1）药物的制备：根据具体疾病准备相关的药物。点滴疗法的药物通常是选用生鲜药物榨取并进行过滤得到的新鲜药汁。在没有新鲜药物的情况下，可使用风干后的陈药，将干药与水煎煮，取用煎煮后的药液。还可将某些药物浸泡于菜油、芝麻油中，使药物的有效成分充分溶于油剂之中，这些油剂除了具有药物的功效外，还能起到滋润的作用。

（2）常用的药物：治疗中耳炎常用仙虎草、鲜玉叶金花、橘子树嫩叶等，治疗休子（寻常疣）可使用生石灰，治疗火眼（急性结膜炎）多使用新鲜的阴地蕨。

2. 操作流程

将制备好的药汁或油剂滴于患处，每天 3～5 次。

【意外情况及处理方案】

1. 若出现明显不适，立即停止用药，用清水冲洗患部。

2. 发现药物存在沉淀、变色、异味等情况，立即停止使用。

3. 若患者出现过敏性休克，立即进行抗休克治疗。

【现代医学研究】

目前暂时没有关于苗族药物点滴治疗疾病的现代研究。

【评述】

点滴疗法是苗医外治法中常用的一种疗法。本疗法具有清热解毒、消肿止痛、活血化瘀、收敛祛湿、散翳明目等作用。治疗眼、耳、鼻等孔窍类的疾病时，点滴疗法能使药物迅速到达病位而发挥功效。本法操作相对简单，只需将制备好的药汁或油剂滴于患处即可。苗医点滴疗法尚缺少可检索的现代研究文献，关于苗医点滴疗法的现代临床疗效还有待验证。目前关于滴眼、滴鼻等治疗方法的现代研究广泛，且本法对于多种五官科疾病具有明确的疗效。苗医是中医学的重要部分，苗族药物的疗效有目共睹，将苗族药物用于滴眼或滴鼻中以治疗相关疾病值得引起临床工作者的注意。

【参考文献】

[1] 杜江，邓永汉，杨惠杰. 中国苗医绝技秘法 [M]. 贵阳：贵州科学技术出版社，2014：125-126，145-146.

第五节　佩戴疗法
Pef ongt kot fax（贝隆括伐）

【概述】

佩戴疗法具有悠久的历史，春秋战国时期就有佩带芳香性植物以防秽避邪的记载，《山海经·西山经》载："薰草，佩之可以已疬。"本疗法是苗医孔窍类给药疗法中较常使用的一种外治法，因简便易行且较为舒适，在苗族民间广泛应用。苗医又将佩戴疗法称为"隔药法""隔虎法"，意为将药物佩戴在身上从而隔离外来毒物或蚊虫、毒蛇。佩戴疗法是将一种或数种具有不同功效的药物缝制于患者衣帽之中或装于香囊、香袋内，再佩戴于患者身上以达到预防和治疗疾病的目的。本法主要适用于小儿，也可用于成人。

【治疗原理】

苗医药的特色为源于生活，能随手行医。苗医多喜爱用易于加工的日常用品作为治疗器具来治疗疾病。苗医认为"无毒不生病"，佩戴疗法通过在身上佩戴药物，将"毒"隔离于人体之外。本疗法所使用的药物多具有较强的挥发性。这些药物散发出来的芳香气味可帮助人抵御蚊虫毒蛇的侵害，药气可被吸入口鼻，然后循行于全身，能激发人体的防御功能并增强人体免疫力，从而达到预防和治疗疾病的目的。

【功效】

佩戴疗法具有芳香辟秽、开窍醒脑、祛邪解毒、清热消肿、散风止痒、安神定志的作用。

【适应证】

本法可用于预防感冒，治疗小儿惊骇、小儿腹痛、小儿疳积，头痛、眩晕、鼻炎、失眠等疾病，还可用于防治疫疠。

【禁忌证】

1. 对药物气味过敏者禁用。

2. 支气管哮喘患者禁用。

3. 心、肝、肾功能不全者，免疫功能异常者（如病毒性肝炎、血液系统疾病、自身免疫性疾病患者）禁用。

4. 合并有心、脑、肾等功能障碍的急危重症者禁用。

5. 症状与药物功效不符者禁用。

6. 孕妇禁用。

【操作方法】

1. 器材准备

此法可根据不同的治疗需求准备具有不同的药物。苗医常选用艾叶、白芷、姜、藿香等药物预防感冒，用铁线莲防治小儿"半天症"，用仙人架、马蹄草、夜关门加上几粒米治疗小儿惊骇，用山慈菇、蜘蛛香等药物治疗腹部疼痛，用雄黄治疗钢蛇症，用菖蒲治疗心痛症。用朱砂、灵磁石治疗失眠、心悸，若噩梦频繁者，多用朱砂治疗。

2. 操作过程

首先要用稀薄棉布或纱布、绢等透气性较好的布料缝制布袋或香囊。再将选定的药材经过仔细挑选、洁净处理、去除杂质、干燥处理后，加工成适当的规格，装入特制的布袋或香囊中，最后将之佩戴于胸前。数天后可更换一次。对于一些特定的疾病，如小儿"半天症"、失眠多梦等，苗医将药物装入特制的小儿肚兜中或将药物缝装在帽檐上。

【意外情况及处理方案】

1. 过敏反应：佩戴过程中若出现过敏反应，应立即停止治疗，将香囊或布袋连同药物摘除，观察症状是否好转。若过敏症状无缓解或有加重倾向，则口服西替利嗪片10mg 等相应抗过敏治疗。

2. 药物佩戴时间过长，气味淡薄时，应及时更换药物。

3. 长久佩戴缝装于帽檐等处的药物可增加颈部负担，引发患者颈部疼痛不适，故不宜选用过重的药物。其他部位的佩戴也要注意其舒适度。

【注意事项】

1. 保持香囊或布袋干燥，应定期更换药物以保持药效。

2. 制作香囊不宜用过厚、过密的布，也不宜用化纤类布，宜用稀薄棉布或纱布、绢等缝制，以利于药物气味的散发。

3. 注意佩戴部位的舒适，佩戴药物切勿过重。

4. 药物不能过细，以防药粉外漏。

【现代医学研究】

1. 李君莉等将48只昆明小鼠随机分为空白对照组（A 组）、单纯香囊持续吸入组（B 组）、单纯冷刺激组（C 组）、香囊持续吸入加冷刺激组（D 组）。香囊为苗药防感香囊，所用苗药包括莴嘎勒、榜莴芜、佳莴姣米等。研究结果表明，苗药防感香囊能够下调 TLR 通路的负性调控因子 IRAK-M 和 SOCS1mRNA 及 SOCS1 蛋白的表达水平，提高肺部免疫力，从而保护呼吸道免受外邪的侵袭，香囊对机体的这种保护作用在冷刺激条件下仍然持续存在。

2. 张权等将40只雄性昆明种小鼠随机分为4组，分别为苗药香囊持续吸入组（A）、阳性对照组（B）、苗药香囊间断吸入组（C）及空白对照组（D）。香囊为苗药防感香囊（所用苗药包括莴嘎勒、榜莴芜、佳莴姣米等），B 组予玉屏风散颗粒。研究结果表明，持续吸入苗药香囊能通过上调肺组织中的 SIgA、IgG1、TLR2、TLR4 基因或蛋白的表达提高呼吸系统的免疫力；部分证明苗药香囊能够增强呼吸道的免疫力，为其预防流感提供了理论依据。

3. 王慧等将60只昆明小鼠随机分为香囊持续吸入组（A 组）、玉屏风散阳性对照组（B 组）、香囊间断吸入组（C 组）、空白对照组（D 组）和香囊加玉屏分散组（E 组），12 只 / 组。香囊中所用苗药包括莴嘎勒、榜莴芜、佳莴姣米等。实验结果显示香囊持续吸入组肺泡灌洗液的 SIgA 含量、肺组织 TLR2/4 基因及蛋白表达的含量升高显著，证明苗药防感香囊对呼吸道固有免疫有一定作用。

4. 张权等将 60 只昆明种雄性小鼠随机分为正常对照组、持续吸入香囊正常用药组、免疫低下模型组、间断吸入香囊模型用药组、持续吸入香囊模型用药组、玉屏风散灌胃模型用药组。结果表明，持续吸入苗药防感香囊能上调正常小鼠及免疫抑制小鼠外周血 NKp46 的表达，增强机体固有免疫功能。

5. 金鸣昌等用由葛嘎勒、榜葛芜、佳葛妓米等 11 味苗药组成的苗药防感香囊来预防 H1N1，总有效率为 94.87%，说明苗药防感香囊虽对流行性感冒预防效果肯定、安全。

6. 孟庆志等人将 50 只雄性昆明小鼠随机分为 5 组（每组 10 只）：空白对照组、玉屏风颗粒组（阳性对照组）、苗药香囊持续吸入组、苗药香囊间断吸入组、苗药香囊持续吸入＋玉屏风颗粒组（香＋玉组）。实验小鼠连续用药 4 周后，采用 ELISA 法检测肺泡灌洗液中 SIgA、IgG1 的含量，WESTERN Blot 分析检测肺组织中 IgA、IgG1 蛋白的表达。苗药香囊能够增加正常小鼠呼吸道中 SIgA、IgG1 和 IgA 的含量，进而提高呼吸道黏膜的免疫功能。

7. 贾国泉等人将 80 只昆明种雄性小鼠，随机分为 8 组：空白对照组、匹多莫德组（阳性对照组）、苗药香囊组、匹多莫德＋苗药香囊、冷刺激组、匹多莫德冷刺激组、苗药香囊冷刺激组、匹多莫德＋苗药香囊冷刺激组。实验结果表明，苗药香囊能够上调小鼠肺组织中 NF-KB（P65）的表达，增强呼吸道免疫。

8. 孟庆志等人将 50 只雄性昆明小鼠随机分为 5 组，即空白对照组、玉屏风颗粒组（阳性对照组）、香囊持续吸入组、香囊间断吸入组和香囊持续吸入＋玉屏风颗粒组（香＋玉组）。实验结果表明，苗药香囊能够增加正常小鼠呼吸道中 IL-2 和 IL-8 的含量，进而增强正常小鼠呼吸道黏膜的局部免疫功能。

【评述】

佩戴疗法作为民间广泛使用的外治法，并不为苗医独有，其与壮医佩戴疗法及中医外治法中的香佩疗法有异曲同工之妙。该疗法在民间广泛流行与其简单易行、使用舒适及确有疗效的特点关系密切。佩戴疗法具有芳香辟秽、开窍醒脑、祛邪解毒、清热消肿、散风止痒、安神定志的作用。近年来本疗法在临床上的应用更加广泛。关于香佩疗法的多项现代研究表明其具有增强免疫力、预防流行性感冒等作用。

【参考文献】

[1] 林慧，梅全喜.《肘后备急方》香佩法的应用及其对后世的影响 [J]. 药学进展，2014，7（24）：546-548.

[2] 杜江，邓永汉，杨惠杰.中国苗医绝技秘法 [M]. 贵阳：贵州科学技术出版社，2014：97-98.

[3] 滕建甲.苗家整病技法 [M]. 北京：中医古籍出版社，2011：278.

[4] 李君莉，张权，程明亮，等.苗药防感香囊对小鼠肺组织 IRAK-M、SOCS1 基因和蛋白表达的影响 [J]. 贵阳医学院学报，2014，39（5）：706-708.

[5] 张权，孟庆志.苗药防感香囊对小鼠呼吸道 TLR2/4、SIgA、IgG1 的影响 [J]. 时珍国医国药.2012，23（11）：2905-2908.

[6] 王慧，张权，孟庆志，等.苗药防感香囊对小鼠体重和死亡率的影响 [J]. 亚太传统医药.2012，8（5）：23-25.

[7] 张权，王慧，马莉，等.苗药防感香囊对小鼠外周血 Nkp46 表达的影响 [J]. 广东医学.2014，35（9）：1320-1322.

[8] 金鸣昌，晏志，郭伟伟，等.苗药防感香囊预防甲型 H1N1 流感的应用观察 [J]. 中国中医药信息杂志.2013，20（6）：63-64.

[9] 孟庆志，张权，程明亮，等.苗药香囊对小鼠肺泡灌洗液及肺组织中免疫球蛋白的影响 [J]. 中华实验和临床感染病杂志（电子版）.2012，6（3）：178-181.

[10] 贾国泉，张权，谭家武，等.苗药香囊对小鼠肺组织中 NF-KB 表达的影响 [J]. 广东医学.2017，38（2）：178-181.

[11] 孟庆志，程明亮，张权，等.苗药香囊对正常小鼠肺泡灌洗液及血清 IL-2、IL-18 水平的影响 [J]. 中华实验和临床感染病杂志（电子版）.2012，6（6）：517-519.

第六节　熏烟疗法
Nqot qnot kot fax（洽诺括伐）

【概述】

原始社会时期，人们开始使用火。火的应用使得人们发现利用点燃的树叶等物品熏烤人体某一部位，可以起到减轻或消除病痛的作用，这可能就是熏烟疗法的起源。随着越来越多的药物被发现和使用，人们试着将具有不同功效的药物点燃后再将其用于疾病的治疗，药物与熏烟疗法的结合使得熏烟疗法逐渐完善。苗医的熏烟疗法与中医的艾灸疗法有着异曲同工之处。熏烟疗法利用药烟的渗透性和皮肤的吸收功能，通过热力与药力的联合作用来治疗某些疾病。苗医多用此疗法治疗各种皮肤病，牙齿、牙龈疼痛。

【治疗原理】

熏烟疗法是利用具有一定功效的药物燃烧后产生的烟气，经人体口鼻吸入或皮肤吸收来治疗相应疾病的一种方法。药物燃烧过后，在热力与药力共同作用下，药烟向内可传至经络脏腑，起到祛邪扶正、疏通气机、调理脏腑的作用，在外可熏蒸肌肉皮肤起到解毒止痒、透疹消肿的作用。除此之外，利用药物的温热性能，还可温通经络、行气活血、祛湿散寒。

【功效】

熏烟疗法具有解毒止痒、透疹消肿、通络止痛、祛湿散寒的功效。

【适应证】

本疗法多用于治疗及预防各类皮肤病，如烂皮疮、裤脚疮、梅毒疮、顽固性皮肤瘙痒等，也可用来治疗牙齿及牙龈疼痛。本法也适用于重症患者或口服汤药有障碍的孕产妇及小儿，可用于治疗孕妇及小儿感冒、呕吐、腹泻等。

【禁忌证】

1. 对药烟过敏者禁用。

2. 阴虚重证或热毒患者禁用。

3. 严重高血压患者、体质较弱者慎用。

4. 急性皮肤病患者禁用。

5. 心肺功能不全者禁用。

6. 哮喘患者禁用。

【操作方法】

1. 药物准备

可根据疾病，准备不同的药物。例如治疗皮肤病，可使用野生艾叶、樟脑、硫黄、朱砂、苍术等药物；治疗牙齿疼痛可使用镇天雷子；治疗感冒、呕吐，可选用紫苏、艾叶、藿香、薄荷等药物；预防蚊虫叮咬，可选用黄荆条枝叶、辣蓼草、糠壳等。

2. 操作流程

治疗感冒、呕吐、腹泻等内伤疾病：先将对症的药物在屋内点燃，使屋内充满药物的烟雾，随后嘱咐患者进入屋内，直至药物燃烧殆尽为止。

治疗皮肤病：先将对症药物点燃，然后用点燃的药物点熏患处。

预防及治疗蚊虫叮咬：可将药物充分点燃后置于蚊虫多的房间或许久未住的房间内，有杀虫和消毒的作用。

蚊虫症及蚊虫入耳：治疗蚊虫症，可将药物点燃后熏鼻；治疗蚊虫入耳，可将药物点燃后熏耳。

【意外情况及处理方案】

1. 行熏烟疗法治疗时，若因距火源过近致使皮肤灼伤，应立即停止治疗，并用冷水反复冲洗。未破损且疼痛不甚者，可待其自然恢复；若破损创面较小且浅者，可涂以烫伤油；破损创面较大且深者，立即前往医院处理伤口。

2. 行熏烟疗法治疗时，若因药物燃烧后产生的烟雾过大，影响患者正常呼吸或导致患者呛咳，立即熄灭火源，并开窗通气。

【注意事项】

1. 要避免吸入一切非吸入治疗的药烟，患者及操作者可戴上口罩。

2. 掌握好烟源和皮肤的距离，不要灼伤皮肤，温度以患者能耐受为宜。

3. 熏烟疗法治疗皮肤病时，被熏处往往有一层烟油，不要擦去，保持时间越久，治疗作用越好。

4. 熏烟疗法治疗皮肤病时，一开始见效较快，使用一段时间后见效不明显，如中断治疗会前功尽弃，要坚持使用。

5. 操作时要把握药物燃烧的程度，治疗结束后要检查药物是否燃尽并熄灭，切不可大意，以免导致火灾的发生。

【现代医学研究】

1. 刘玉安使用硫黄樟脑散烟熏法治疗疥疮 212 例。取硫黄 20g，樟脑粉 10g，核桃 10 个。硫黄、樟脑粉混合研成细末备用，在每个核桃的一侧砸出一直径为 1 ～ 1.5 cm 的洞，掏出核仁，再将以上药末平均分装到 10 个核桃壳内。制备完成后，使用熏烟疗法进行治疗。以症状消失，皮肤修复为治愈标准。使用 1 个疗程治愈者占 89.7%，使用 2 个疗程治愈者占 10.3%。

2. 李代英使用烟熏法治疗足癣 68 例。将杉木锯屑 200g，鲜松毛针 200g，硫黄 15g，捣烂混匀，盛于碗中，点燃，用烟熏患部，每日早晚各 1 次，每次 15 分钟，5 天为 1 个疗程。烟熏 1 ～ 2 个疗程后，患者瘙痒、水疱、糜烂、脱屑等症状消失。

3. 曹凤观察苍术烟熏法消毒医院病区空气的效果，发现苍术消毒后的空气中细菌总数明显降低（$P < 0.01$）；苍术烟熏消毒与紫外线照射消毒效果比较显示，二者的消毒效果无明显差异（$P > 0.05$）。

【评述】

熏烟疗法作为苗医常用的外治法之一，操作简单易行，疗效确切，易于被患者接受。中国古代便采用熏烟疗法避疫，使用的药物以祛风、杀虫、解毒、芳香避秽类药为主，如苍术、川芎、芫荑、鬼箭羽、白芷、石菖蒲、白术、降香等，说明此疗法由来已久。随着该法的不断发展，其不仅可以用于治疗及预防疾病，也能在消毒方面发挥一定的作用。目前临床常用的艾灸，其实也归属于熏烟疗法的范畴；如今我们日常生活中常用的蚊香，便是由熏烟疗法演变而来。由此可见，熏烟疗法目前仍使用较广。然而关于苗医熏烟疗法是否能应用于临床尚缺乏现代研究依据，其操作不便等弊端使其在临床上不便推广。因此，苗医熏烟疗法应用于临床还需要经过验证和改良。

【参考文献】

[1] 田兴秀.中国苗族医学 [M].贵阳：贵州科学技术出版社，2013：67.

[2] 杜江，邓永汉，杨惠杰.中国苗医绝技秘法 [M].贵阳：贵州科学技术出版社，2014：87-90.

[3] 滕建甲.苗家整病技法 [M].北京：中医古籍出版社，2011：287.

[4] 刘玉安，贾洪汉.硫黄樟脑散烟熏法治疗疥疮212例 [J].中国农村医学，1990，9（9）：38-39.

[5] 李代英.烟熏法治疗足癣68例 [J].中医外治杂志，2001，10（5）：40.

[6] 曹凤，何俐，叶路.医院病区苍术烟熏法空气消毒效果观察 [J].武警医学院学报，2000，9（2）：106-107.

第七节　含漱疗法
Nbuad yous kot fax（菝悠括伐）

【概述】

含漱疗法是将苗药生药或煎成的汤液含在口中，经过一定时间后吐出；或含药时用舌头搅动之后吐出；或含药后仰头使药水接触喉头，用喉中之气冲击药水之后吐出。前者称"含"，后两者称"漱"，但在临床上往往两者联用。含漱疗法所使用的药物，应根据患者的具体病症及病情来选择。本法多用于治疗口腔、舌头、牙齿、咽喉等处的疾病，也可用来治疗全身性疾病。

【治疗原理】

含漱疗法治疗口腔、舌头、牙齿、咽喉等局部病变，效果较佳。药液直接作用于口腔、咽喉黏膜上的病灶，病灶局部的药物浓度较高，提高了疗效。药物被黏膜吸收后，通过血液循环作用于全身，也能对全身性疾病发挥一定的治疗作用。含漱疗法目前常作为口腔及咽喉部疾病的辅助疗法而广为应用。

【功效】

含漱疗法具有清洁口腔、清热解毒、消肿止痛等作用。

【适应证】

本法多用于治疗口腔、舌头、牙齿、咽喉等处的疾病。

【禁忌证】

1. 对所用药物过敏者禁用。

2. 症状与药物功效不符者禁用。

3. 患者不能行含漱动作者禁用。

【操作方法】

1. 药物准备

可根据治疗疾病而选用不同的药物，具体见操作流程。

2. 操作流程

本法治疗不同疾病所用药物及方法有所不同，具体如下。

（1）鱼喝：将茶树尖、青凉棚叶捶烂取汁，先服三口，含在口中，后慢慢咽汁。

（2）鱼腮：将吊杆草、榆腊木叶，口嚼后含在口中。

（3）蛾子：常将苗药三两金、三两银、茶树芽嚼烂，含口中，慢慢咽汁。

（4）烂天屏：将天青地白、天青地红捶烂搽，或将细榆腊叶捶烂含口中，药汁不咽下。

（5）白喉：药用一壶酒、三两银，捶烂后与米泔水调匀，先服三口，后含在口中。孕妇加用艾叶、益母草。

（6）口内生疮：用苦荬菜全草水煎，含漱。

（7）牙痛：将大叶花椒茎皮含在痛处。

（8）火牙：用老鼠刺茎60g煎水，频频含漱。

（9）虫牙：用黄杜鹃花7朵，水煎口含。

（10）咽喉肿痛：酸浆全草（约15g）捣烂取汁，蜂蜜1匙，用开水冲服。或用酸浆根20～30g，水煎频频含咽。

（11）蚁虫口烂：将养子草、白薇、金银花、夏枯草、老疆酸共捣烂，用香油或茶油炒热，布包，含口中数次。

（12）扁桃体炎、喉炎、霉菌性口腔炎：取鲜镰刀草适量，捣汁，每次含咽 2 茶匙。

（13）口腔溃疡：鲜垂盆草全草捣汁 1 杯，加烧酒少许，含漱 10 分钟，每天 4 次。

（14）口腔黏膜发炎糜烂：望江南子 30g，煎浓汁含漱，一日数次，持续数日。

（15）风火喉痛：取田边菊根 12g，捣烂，加淘米水 1 碗，浸泡 1 小时，频频含服。

（16）热性咳喘：苦金盆根（又名雪胆）1g，洗净，切取 0.3g，含口中慢咽，吞液吐渣。

【意外情况及处理方案】

1.行含漱疗法时，如不慎将药液吞入口中，应立即处理。若含漱药物可内服且毒副作用较小，可多喝凉开水使药物稀释并及时排出。若药液不可内服且毒副作用较大者，先为患者催吐，吐后让患者饮水再继续催吐，反复几次，将存留在胃内尚未消化吸收的药物吐净，并送往医院就医。

2.行含漱治疗时，若治疗局部疼痛难忍，应立即将药液吐出，并用清水漱口，减轻疼痛。

【注意事项】

1.含漱药物一般不可内服，故含漱后应吐出，不可下咽。

2.此法作用较慢，可作为其他疗法的辅助治疗，不宜单独使用。

3.含漱液不宜过热，以免引起疼痛。

4.对于咽喉部疾患，含漱时应注意仰头使药液直接作用于咽喉部，并使药液与病变部位接触一定的时间，然后吐出。

5.含漱后不必用清水漱净口腔，使药汁与口腔、咽喉充分接触后被吸收，从而加强其治疗作用；亦不要立即进食，以避免将残留在口腔、咽喉部药汁带入胃中。

【现代医学研究】

1.张钰晶等选取 68 例固定正畸治疗后出现牙龈炎的患者，随机分为观察组和对照组，每组各 34 例。两组患者均给予口腔卫生知识以及正确刷牙方法宣教，指导对照组用生理盐水含漱以及普通不含药物牙膏刷牙，观察组患者应用苗药口含液漱口以及普通不含药物的牙膏刷牙。结果发现观察组患者治疗后的菌斑指数（PLI）、牙龈指数

（GI）改善优于对照组，两组的 GI、PLI 差异均有统计学意义（$P < 0.05$），总有效率为 97.1%，高于对照组的 14.6%。表明苗药口含液对固定正畸治疗后出现的牙龈炎有一定疗效。

2. 张钰晶等通过观察苗药口含液对固定正畸患者的作用，探索防治固定正畸牙龈炎的有效方法，以避免正畸治疗中对牙周组织的损伤。选取 60 例固定正畸患者，正畸治疗前均无牙龈病变，随机分为实验组和对照组各 30 例。实验组每天使用苗药龙掌口含液含漱，对照组只用淡盐水漱口。检查者受试期间不使用其他药物漱口液，每日早晚刷牙两次，每次 3 分钟。结果表明，治疗前后两组患者的 GI、PLI 变化差异均有统计学意义，实验组的 GI、PLI 值低于对照组。说明苗药口含液对固定正畸患者牙龈炎症的预防有一定的效果。

3. 彭彩刚观察正畸固定矫治过程中配合使用苗药验方龙掌口含液治疗牙龈炎的效果。观察组 40 例应用口腔牙周清洁术配合龙掌口含液含漱治疗，对照组 40 例采用口腔牙周清洁术配合生理盐水含漱治疗。治疗 2 个月后发现观察组牙龈区疼痛 0 级、Ⅰ级所占比例高于对照组（$P < 0.01$）；观察组牙龈无肿胀所占比例高于对照组（$P < 0.01$）；观察组总有效率为 97.5%，高于对照组的 72.5%（$P < 0.01$）。表明使用龙掌口含液对固定正畸矫治中并发的牙龈炎治疗效果显著。

4. 胡艾燕对 200 例复发性口疮患者分组给药。在局部处理后，对照组常规口服维生素 B_2、维生素 C，治疗组在前面的基础上加用龙掌口含液含漱，每组各 100 例。观察结果表明治疗组用药后疼痛显著减轻，病程缩短，说明龙掌口含液有显著疗效。

【评述】

含漱疗法是一种广为应用的外治法。其优点是药液直接作用于口腔、咽喉黏膜的病灶，避免了药物对胃肠的刺激作用；咽喉、口腔局部药物浓度较高，提高了疗效。此疗法简便易行，现常作为治疗口腔、咽喉部病症的辅助疗法在临床上应用甚多。就目前而言，含漱疗法不限于治疗局部疾病，其在清洁口腔方面作用也较为突出，具体表现为漱口水的广泛应用。含漱疗法的优势不仅仅是其对疾病的治疗作用，其中药物发挥疗效的途径更值得借鉴。

【参考文献】

[1] 滕建甲. 苗家整病技法 [M]. 北京：中医古籍出版社，2011：333-336.

[2] 张钰晶，刘宝珍，赵心怡.苗药口含液治疗固定正畸牙龈炎 68 例的疗效观察 [J].微量元素与健康研究，2015，32（1）：5-6.

[3] 张钰晶，刘宝珍，井芳，等.苗药口含液防治固定正畸牙龈炎的临床研究 [J].贵阳中医学院学报，2014，36（5）：53-54.

[4] 彭彩刚.龙掌口含液防治固定正畸患者牙龈炎疗效观察 [J].临床合理用药杂志，2018，11（11B）：96-97.

[5] 胡艾燕，谢军，姚佳，等.龙掌口含液治疗复发性口疮 100 例疗效观察 [J].贵阳中医学院学报，2002，24（4）：26-27.

第八节　打通杆疗法
Douk daot gangd kot fax（兜稻赶括伐）

【概述】

当胃部有食积而产生饱胀、嗳气、饮食不下等症状，用药物治疗无效时，苗医通常会使用一种简单的方法来解决，即以 1 根藤条从患者口中插入，直达胃部使之通畅。本法看似可笑，却能"条"到病除，简单而实用，工具经济易备，且收效颇捷，故过去在民间颇流行。但需要操作者技术熟练，否则易刺破喉部、食道等。目前此法已渐被淘汰，现介绍如下仅供查阅。

【治疗原理】

苗医认为食积、胃胀多由于食物或秽浊之物停留于胃部，致使胃的通降功能受阻，气不能通，食不能下，故而产生饱胀、嗳气、饮食不下等症状。打通杆疗法作为过去苗医民间常用的外治法，针对疾病为"不通"所致，令"通之"，通过直接对疾患的阻隔部位进行疏通，使得肚架通畅，交环得以振奋，浊物得以排出，故而疾病自愈。

【功效】

打通杆疗法具有疏通胃部积滞的作用。

【适应证】

本法治疗食积、胃胀等胃内潴留秽浊之物的疾病有立竿见影之效。

【禁忌证】

1. 有严重心、肺、脑疾病者禁用。

2. 患者不能配合者禁用。

3. 有严重出血倾向者禁用。

4. 有消化道疾病如胃溃疡、消化道穿孔者禁用。

【操作方法】

1. 器材准备

制备通杆多采用竹质或青藤，将其加工制成长约60cm、宽1cm、厚2～3mm，有弹力的软竹片。将两端的锐角修圆，并用笔杆草或纱布擦光滑，制成后，检查是否有韧力，以不易折断为佳，为了防止使用时顶端直接与身体内部组织摩擦或刺伤内部，可在竹片一端距边缘约3cm处用小刀环周横割一浅纹，取清洁白绸或白布一小块，将头包裹好，内衬少量棉花如球状，再用丝线穿缝捆紧，以防脱落在胃内。

2. 操作流程

检查通杆有无损坏痕迹，用开水消毒。然后用通杆从患者肘横纹比至中指尖，取定长度，在杆上用线捆一记号，即为患者同身寸从口至胃的长度。然后令患者面对施术者斜坐在凳上，靠紧施术者左手臂。施术者用右手执外涂茶油的通杆，以拇指固定在有记号处，将包布端向下，从口经食道插入，进至有记号处为止。同时，左手扶杆，待杆尖达到终点时，将杆轻轻地上下抽动，通一两次即可抽出。抽出通杆后，患者一般会出现打饱嗝或呕吐的反应，但很快会消失，继而出现腹胀减轻、大便通畅、食欲增加等良好反应。

【意外情况及处理方案】

1. 穿孔：使用打通杆疗法时，通杆过长或操作过于暴力致胃穿孔，立即拔出通杆，使患者左侧卧位，并送往医院就医。

2. 出血：如使用打通杆疗法时操作不当，可致胃部及食管组织损伤而出血，应立即拔出通杆，使患者左侧卧位，并送往医院就医。

3. 感染：若通杆消毒不彻底，进行治疗可能致胃部或食管感染，应送至医院行抗感染治疗。

【注意事项】

1. 在治疗前，应先量好需插入的藤条的深度，以到达胃部为准。过长恐伤及胃部，过短则达不到治疗效果。

2. 使用的藤条要光滑、韧性要好，勿使其伤及食管。

3. 小儿脏器尚未发育完全者应慎用此法。

4. 制作的通杆应充分消毒后再行使用，以防引起感染。

5. 操作时应迅速，以免引起患者强烈不适。

6. 本法在操作上有一定的难度，非操作熟练者不可轻用。

【现代医学研究】

随着医学的发展，打通杆疗法早已被淘汰，现代未发现关于此法的研究。

【评述】

打通杆疗法是以前苗医民间常使用的外治法，针对食积之症效果显著。但是使用此法存在一定的风险，需手法熟练者才能操作，否则可能损伤患者的胃及食管。随着医学的发展，现代医学技术及医疗水平大大提高，针对食积及胃胀之症，大多可通过药物治疗而痊愈，因而打通杆疗法已经被淘汰。由打通杆疗法可联想到目前已经广泛应用于临床的胃镜检查，胃镜检查对消化道疾病具有诊断意义和一定的治疗作用，如胃息肉、胃内异物等均适于胃镜下治疗。

【参考文献】

[1] 杜江，邓永汉，杨惠杰.中国苗医绝技秘法 [M].贵阳：贵州科学技术出版社，2014：50-51.

[2] 杨济秋，杨济中.贵州民间方药集 [M].贵阳：贵州人民出版社，1978：331-332.

[3] 滕建甲.苗家整病技法 [M].北京：中医古籍出版社，2011：377.

第十一章　苗医拔罐类疗法

第一节　火罐疗法
Drangx cuad kot fax（挡擦括伐）

【概述】

火罐法就是苗医常说的"夫罐"疗法，即用火源在瓶罐或竹筒内加热后吸附于人体以达到治疗疾病的目的，具有简单、方便、实用的优点。

【治疗原理】

火罐疗法是选用口径圆滑的瓶罐或竹筒，内以薄纸片或酒精棉球点燃后迅速扣在选定部位，火熄后立即产生负压而紧密吸附，皮下逐渐出现渗血，以拔出毒素、激发人体生灵能、疏通筋脉、止痛、排脓、消肿等，并能促进药物吸收的治疗方法。

【功效】

火罐疗法具有疏通经络、消肿止痛、排脓等作用。

【适应证】

本法多用于治疗风寒感冒、头痛、头昏、局部中毒等病，现还用于感冒、支气管炎、哮喘、关节炎、腰腿痛等病的治疗。

【禁忌证】

1. 凡有高热抽搐、癫痫等疾病者禁用本法。
2. 皮肤过敏、溃烂处禁用本法。

3. 严重水肿者禁用本法。

4. 大血管处不宜使用本法。

5. 孕妇腰骶部不宜使用本法。

【操作方法】

1. 器材准备

竹筒或铜罐、瓷罐、玻璃罐若干个，纸张，点火器等。

2. 操作流程

（1）投火罐疗法：检查罐口是否平整光滑。患者取坐位，术者右手持罐、左手拿纸点燃，投入罐内，趁纸燃烧时迅速将罐筒罩扣在选定的穴位上，并稍加压，待罐筒吸附稳定后再放手。留罐 15～30 分钟即可。选用阿是穴，即以痛处为穴。留罐的同时可用筷子敲打火罐，敲打方向是从顶部到底边。其改良方法称为负罐，选用特制的玻璃罐。用时先取一根特制的粗短蜡烛，点燃后放于选定部位，然后平压上玻璃罐即可。一般在头部或狭窄部位拔罐时多选用较小的玻璃罐，而在腰、背、大腿等宽阔的部位可选用较大的玻璃罐。

（2）闪罐法：闪罐法也是火罐疗法的一种，操作时火苗不投入罐内，只是在罐筒内闪一下，迅速退出，并及时扣在选定的穴位上即可。

【意外情况及处理方案】

1. 局部出现小水疱，只要不擦破，可任其自然吸收，或仅用消毒纱布覆盖防止擦破。

2. 如水疱较大，对局部皮肤严格消毒后，可用消毒后的三棱针或粗毫针刺破水疱，放出疱液，或用无菌的一次性注射器抽出疱液，再涂以烫伤油或甲紫溶液等，并以消毒纱布包敷防止感染，每日更换一次药膏，直至结痂，注意不要擦破疱皮。

【注意事项】

1. 动作要快，勿灼伤其他部位。

2. 若治疗局部有烧伤起水疱者，可用针挑破，待自行痊愈；无水疱者可涂甲紫溶液。

3. 取罐时，要一手拿罐，另一手拇指沿玻璃罐边缘下压肌肤形成空隙，让空气进入罐内，再把罐取下，以免扯伤皮肤。

4. 火罐疗法应每日 1 次或隔日 1 次。第二次拔时多另取穴；第一次治疗后局部有水疱者，第二次操作时就忌用原穴。

5.火罐大小视所拔部位的大小而定，如腰、背、大腿等宽阔的地方就用稍大的火罐，头部、手臂等窄小的地方就用稍小的火罐。

【现代医学研究】

苗医火罐疗法与中医火罐疗法操作方法及治疗疾病类似，现代研究对于中医火罐疗法的研究较多，而目前尚未检索到苗医火罐疗法的相关现代研究。

【评述】

火罐疗法是通过吸附作用以拔出毒素、祛除疾病的方法。本法并不为苗医独有，中医、蒙医等都常用此法治疗疾病，是中国传统医药学中比较有代表性的一种方法。本法最早由哪个民族首创已难考证。火罐法能够起到拔出毒素、激发人体生灵能、疏通筋脉、止痛、排脓、消肿等多种作用，并能促进药物吸收，且操作简单，方便且确有疗效，如今不仅用于治疗疾病，还广泛应用于预防保健。

【参考文献】

[1] 杜江，邓永汉，杨惠杰.苗医绝技秘法传真 [M].贵阳：贵州科学技术出版社，2010：58-61.

[2] 杜江，张景梅.苗医基础 [M].北京：中医古籍出版社，2007：140.

[3] 田兴秀.中国苗族医学 [M].贵阳：贵州科学技术出版社，2013：68.

第二节 冷罐疗法
Zal ral dongk kot fax（杂然同括伐）

【概述】

冷罐疗法是苗医外治法中常见的一种拔罐方法，过去多用牛角为罐，故又称为砭角法、气罐法或风罐法。该疗法将瓦针放血与拔罐疗法相结合，使之达到祛邪外出从而治疗疾病的效果。两种疗法相辅相成，能够增强治疗疾病的效果。

【治疗原理】

冷罐疗法治疗原理类似于火罐疗法。将适宜的器具施于局部，使其产生负压以拔出毒素、通经止痛、清热解毒、活血化瘀、祛风除湿。结合瓦针针刺皮肤放血，能够刺激脏腑经络，增强其排出瘀血、泄热排毒的治疗作用。

【功效】

冷罐疗法具有清热解毒、活血化瘀、通经止痛、祛风除湿等作用。

【适应证】

本法主要用于治疗毒疮热疮、阴箭、风湿腰腿痛、男子缩阴、女子缩乳、腹泻腹痛等。

【禁忌证】

1. 皮肤有创面、溃疡、出血者禁用。

2. 大血管周围病患者禁用。

3. 婴幼儿、孕妇禁用。

4. 体质虚弱者禁用。

5. 严重脏器衰竭者禁用。

【操作方法】

1. 器材准备

无菌针若干，牛角若干个（根据病情酌情添加数量，牛角顶部已磨平且钻有一小孔），注射器1支，黄蜡1块，棉签1包，1%的碘伏消毒液或新洁尔灭消毒液1瓶，特制苗医药酒100mL。

2. 操作流程

（1）患者取卧位或坐位，医师须严格按照患者的病证选取相应的腧穴，对所选腧穴的皮肤表面进行消毒，消毒之后再用针刺进行放血。

（2）根据病变部位选取合适数量和符合规格的牛角，检查牛角口是否有裂痕、裂口，避免损伤皮肤。

（3）取一块黄蜡烧软备用，选取大小相应的牛角压在针刺部位，同时医师用嘴在牛角顶部的小孔处吸气，以使牛角内形成负压吸附在皮肤上，然后用舌尖抵住小孔，再取适量烧软的黄蜡封在小孔处，一般留罐 15 ～ 20 分钟，拔罐之后再用特制的苗医药酒外涂以加强治疗疾病的功效。现在已将上法改良，即用注射器切去顶部来代替牛角抽吸空气，不需要用嘴吸。

【意外情况及处理方案】

1. 因操作过程不当引起皮肤出血不止，立即停止操作，用 1% 的碘伏消毒液或新洁尔灭消毒液涂擦患处 2 次，最后用无菌纱布覆盖创面并固定加压止血，出血停止后，患处每 2 日换药 1 次，3 ～ 5 天可痊愈。

2. 若患者晕针，立即停止治疗。嘱患者平卧，注意保暖，轻者仰卧片刻，予以饮温水或糖水；重者在上述处理基础上，可针刺水沟、内关、百会、关元、气海等穴，若仍不省人事，呼吸细微，脉细弱者，应采用急救措施。

【注意事项】

1. 针刺时进针不宜太深。

2. 注意针具及拔罐部位的消毒。

3. 注意留罐时间不宜过长，以免导致出血不止或皮下血肿形成。

4. 若出血不止，注意及时止血。

5. 若皮下出现血肿，应持酒精棉球按压针孔出血处，轻揉片刻。

【现代医学研究】

苗医冷罐疗法与中医刺络拔罐法的操作方法相似。目前对于中医火罐疗法的现代研究较多，但尚未检索到苗医冷罐疗法的相关现代研究。

【评述】

冷罐疗法是苗医外治法中常用的拔罐方法之一，具有临床操作简单易行、经济、效佳的优点。其原有操作方法已经逐渐被淘汰，经过改良之后，冷罐疗法仍然广泛应用于苗医民间。改良后的冷罐疗法类似于中医学上的刺络拔罐法。刺络拔罐法在临床上的应用较为广泛，通过开泄腠理、扶正祛邪、疏通经络、行气活血的作用治疗各科疾病，尤其对带状疱疹、痤疮等皮肤病，颈肩部、腰背部疼痛治疗效果较好。虽然目前尚未有苗医冷罐疗法的相关研究，但现代对中医学刺络拔罐法的研究较多，诸多临床试验均证明其治疗效果佳。

【参考文献】

[1] 杜江，邓永汉，杨惠杰.中国苗医绝技秘法 [M].贵阳：贵州科学技术出版社，2014：77-79.

[2] 滕建甲.苗家整病技法 [M].北京：中医古籍出版社，2011：333-336.

[3] 张海峰，张立坤，茅贝珍，等.针刺联合刺络拔罐治疗慢性荨麻疹 30 例临床观察 [J].浙江中医杂志，2018，5（8）：601-602.

[4] 赵万爽，王颖，李梦迪.刺络拔罐配合针刺治疗带状疱疹 40 例 [J].时珍国医国药，2017，28（12）：2953-2954.

[5] 曾蕾，王骏，杨澔侠.针刺结合刺络拔罐治疗难治性面瘫临床研究 [J].四川中医，2018，36（1）：182-184.

[6] 覃肖妹.针刺结合三棱针刺血拔罐治疗增生性膝关节炎 45 例 [J].中医外治杂志，2017，26（6）：48-49.

第三节　血罐疗法
Nchangd dongk kot fax（长同括伐）

【概述】

血罐疗法是指在临床上将针具与火罐联合应用，直接作用于患处或腧穴部位，以预防和治疗疾病的一种外治方法。本法具有活血化瘀、拔毒祛邪、祛瘀生新、调和气血的治疗功效，亦是苗医药常用的外治方法之一。

【治疗原理】

本法通过利用针具挑破患处的脓肿，可以直接祛瘀血、毒邪外出，以起到解毒排脓、活血化瘀的作用；再将火罐外用在针刺处，加快脓肿瘀毒外排的速度，改善患处的血液循环，促进新陈代谢；最后涂以适量苗药药酒，可以使药物直接作用于患处发挥药效，亦能够使药物发挥最大的药用疗效。

【功效】

血罐疗法具有消肿排脓、活血化瘀、祛邪外出、解毒等作用。

【适应证】

本法主要适用于颈椎病、腰椎病、风湿关节疼痛等疾病，临床取效快。

【禁忌证】

1. 对本操作使用的药品过敏者，禁止使用。

2. 婴儿、孕妇禁用。

3. 皮肤有创面、溃疡、出血者禁用。

4. 严重脏器衰竭者禁用。

【操作方法】

1. 苗药血罐疗法的准备工作

（1）工作人员的配备：单人操作。

（2）设备工具的准备：22cm×30cm 不锈钢锅 1 个，壁厚 2～2.5mm、内径 2～3cm、长 10cm 左右的竹罐 30 个（新罐操作前须用清水浸泡 10 小时），毛巾 1 张，无菌银针（七星针、刺猪针、弩药针均可）若干，针刀 1 柄，铜钱或牛角刮痧板 2 块（备用），棉签 1 包，1% 的碘伏消毒液或新洁尔灭消毒液 1 瓶，特制苗药药酒 100mL，特选的苗药方 1 剂。

（3）治疗环境的准备：明亮、温暖、通风环境。

2. 具体操作流程

（1）医师须严格按照患者的病症选取相应的苗药方 1 剂，将苗药用纱布包裹，避免药物散落。

（2）根据病变部位选取合适数量和符合规格的竹罐，检查竹罐罐口与罐体是否有裂痕、裂口，避免损伤皮肤。

（3）在准备好的不锈钢锅中加入 1/2 清水，将药包和竹罐放入锅内，大火煎开 20 分钟左右，同时取一条消毒毛巾用冷水浸透后拧干备用。

（4）对于脓肿患者，可以先用针具挑破患处的脓肿，然后用竹罐拔出脓肿毒和瘀血，留罐 3～5 分钟。最后用特制的苗医药药酒涂擦患处，不仅对患处有消毒作用，还能使药酒中的药物直接作用于患处发挥作用。

（5）对于非脓肿患者，先用麻片对外伤瘀肿的部位进行刮擦，也可用铜钱蘸适量红花油在患处刮擦，使刮擦部位青紫或紫红为宜，再用针（七星针、刺猪针均可）对患处进行点刺，亦可直接用针浅刺需要进行拔罐的部位，直到出现星状的出血点，再将在药水中煮热的竹罐甩干，平压在患处进行吸拔，留罐 3 ～ 5 分钟，拔罐之后再用药酒进行涂擦，或将苗药捣烂，外敷在拔罐的部位，以增强疗效。每天 1 次，5 ～ 7 天为 1 个疗程。

【意外情况及处理方案】

1. 因操作过程不当引起皮肤出血不止，立即停止操作，用 1% 的碘伏消毒液或新洁尔灭消毒液涂擦患处 2 次，最后用无菌纱布覆盖创面并固定加压止血，出血停止后，患处每 2 日换药 1 次，3 ～ 5 天可痊愈。

2. 若因操作不当烫伤引发水疱，立即停止操作，用 1% 的碘伏消毒液涂擦灼伤部位 2 次，利用皮试针头将水疱中的渗液放出，不得扩大创面，放出渗液后再用新洁尔灭消毒液消毒 1 次，最后用 1% 甲紫溶液涂擦灼伤部位。每天 1 ～ 2 次，并保持灼伤部位皮肤干燥，5 ～ 7 天可痊愈。

【注意事项】

1. 针刺时不宜太深，应避开血管。

2. 若有出血不止，立即止血。

3. 针具和拔罐部位均要消毒，避免感染。

4. 竹罐里的药水要尽量甩尽，以避免烫伤皮肤；拔罐速度要快、稳、准，以免热气流失使罐无法吸附在皮肤上。

5. 注意留罐时间，不宜过长，避免引起水疱或皮下血肿。

【现代医学研究】

目前尚未发现与苗医药血罐有关的现代医学研究。

【评述】

血罐疗法与中医的放血拔罐疗法类似，是苗族医学外治法中颇有民族特色的治疗方法之一。本法侧重于治疗病情属实证的患者，借助罐的力量将患者体内的瘀血、毒邪拔出，以祛瘀生新促进患者恢复。操作也比较简单、方便，但须注意在针刺拔罐时，应避开躯体的大血管，以防损伤大血管而出血不止。在实施治疗前，还需向患者解释，以防患者因情绪紧张出现晕针现象。其临床疗效明显，值得进一步推广。

【参考文献】

[1] 杜江，邓永汉，杨惠杰.苗医绝技秘法传真[M].贵阳：贵州科学技术出版社，2011：68，82.

[2] 杜江，张景梅，苗医基础[M].北京：中医古籍出版社，2007：141.

第四节　药罐疗法
Chuax dongk kot fax（察同括伐）

【概述】

苗医药罐疗法是苗族民间应用较为普遍的一种外治方法。本疗法是将苗药与拔罐法同时作用于腧穴部位的一种疗法，能根据病情的需要选择合适的药物，使药与病相对应，苗药和拔罐起到双重治疗作用，提高最终疗效。本法多用于治疗风湿病、腰腿痛以及腹痛、腹胀类疾病。

【治疗原理】

苗医药罐疗法是将药物与拔罐的作用充分结合，拔罐能够使腧穴处的毛孔充分扩张，起到疏经通络、调和气血的作用，并能使药物充分进入腧穴，发挥药物的治疗作用，达到双重的治疗效果。

【功效】

药罐疗法具有祛风湿、疏经活络、化瘀止痛等作用。

【适应证】

此法适用于治疗风湿病、颈肩疼痛、腰腿疼痛、腹胀腹痛等疾病。

【禁忌证】

1. 对本操作使用的药品过敏者禁用。

2. 婴儿、孕妇禁用。

3. 皮肤有创面、溃疡、出血者禁用。

4. 严重脏器衰竭者禁用。

【操作方法】

1. 苗医药罐疗法的准备工作

（1）工作人员的配备：单人操作。

（2）设备工具的准备：22cm×30cm 不锈钢锅 1 个，壁厚 2～2.5mm、内径 2～3cm、长 10cm 左右竹罐 30 个（新罐操作前须用清水浸泡 10 小时），毛巾 1 张。

（3）治疗环境的准备：明亮、温暖、通风环境。

2. 具体操作流程

（1）医师须严格按照患者的病证选取相应的苗药方，将苗药放入不锈钢锅中进行煎煮，大火煎开 20 分钟，去药渣，取药液。

（2）根据病变部位选取合适数量、符合规格的竹罐，检查竹罐罐口与罐体是否有裂痕、裂口，避免损伤皮肤。

（3）患者取卧位或坐位，穴位朝下。用橡皮塞封住一端罐口，将准备好的药液倒入罐中，用药罐压紧穴位后，患者翻转体位使穴位朝上，此时药罐中的药液与穴位相接触。然后用大号的注射器装上针头，穿过罐上的橡皮塞，抽取罐中的空气形成负压，使罐能稳固的吸附在皮肤上。若一次抽不完罐中的空气，也可将针头拔出之后，重复抽吸，使罐能够吸附在皮肤上，并停留半个小时以上。

（4）操作前施术者须指导患者暴露出操作区域的皮肤。罐口与皮肤必须确保紧密贴实，防止药液漏出。留罐时间须结合患者皮肤情况而定，一般控制在 30～60 分钟。每天 1 次，连续 5～7 天为 1 个疗程，每个疗程之间间隔 2 天。

【意外情况及处理方案】

1. 因操作不当引起皮肤烫伤，立即停止操作，用生理盐水冲洗患处，将皮肤表面的残余药酒冲洗干净，再用 1% 的碘伏消毒液或新洁尔灭消毒液涂擦患处 2 次。皮肤未破损者，可直接涂擦适量烫伤膏。有水疱者，水疱小的可于消毒后涂抹适量烫伤膏；水疱大的则需要用碘伏消毒后用无菌注射液将水疱内液体抽出，最后涂擦烫伤膏后用无菌纱布覆盖创面并固定，每 2 日换药 1 次，5 ～ 7 天可痊愈。

2. 若拔罐时不慎将药液洒出，立即用毛巾将皮肤表面的药液擦拭干净，再重复进行拔罐操作。

【注意事项】

1. 施术时患者的肢体在上位，穴位朝下。拔罐时药罐的底部向下，以防操作时弄洒药液。

2. 用药罐按住穴位之后，翻转患者的肢体，使穴位朝下，即将罐口朝下，罐内药液在下空气在上，便于把罐内空气抽吸出来。

3. 拔罐部位应选择肌肉丰厚，毛发较少之处。

4. 取罐时只需按住罐边使空气进入，药罐自落，切勿硬拉罐身，以免造成损伤。

5. 拔罐后当天不要用水洗患部以防感染。若拔罐处起小水疱可用红花油涂搽，数日后可愈。

【现代医学研究】

有关苗医药罐疗法的现代医学研究暂未查及，有研究将苗医药罐疗法归属于中医拔罐疗法中的储药罐。

【评述】

苗医药中的药罐疗法与苗族拔罐法中的其他拔罐方法相比，具有一定的特色。虽然本法与中医的药物拔罐疗法类似，但是两者之间有区别。苗族药罐疗法使用的是苗药，在拔罐过程中能够让苗药药汁与患者局部皮肤充分接触，具有更强的渗透力，故而区别于中医的药物拔罐疗法。苗医药罐疗法不仅能使苗药药液充分作用于皮肤发挥其药用价值，还能通过拔罐扩张皮肤的毛细血管的作用进一步促进皮肤对药物的吸收，加上特选的腧穴作用，更是达到了双重的治疗效果。尽管在罐中加入药液吸附在皮肤上从操作方面来说可能会稍显复杂，但本法临床疗效较好，还是十分值得在临床上进行推广的。

【参考文献】

[1] 杜江，邓永汉，杨惠杰 . 苗医绝技秘法传真 [M]. 贵阳：贵州科学技术出版社，2011：64-67.

[2] 杜江，邓永汉，杨惠杰.中国苗医绝技秘法 [M].贵阳：贵州科学技术出版社，2014：81-82.

[3] 张建英，杨继国，鲁士友.药罐临床应用概况 [J].山东中医杂志，2009，28（10）：749-751.

第五节　熏罐疗法
Nqot dongk kot fax（洽同括伐）

【概述】

苗医熏罐疗法是苗族民间较为常用的一种外治方法。本疗法将中医的灸法、熏法以及罐法相结合，把药物燃烧后置于竹罐之中，将竹罐顺着皮肤在穴位周围移动，使穴位的作用与药物的功效结合。本法操作简单，可以起到双重治疗的作用。

【治疗原理】

熏罐疗法指在相对密闭的竹罐中，通过点燃药物产生的热力使皮肤的毛细血管扩张，并利用药物燃烧时产生的药烟对皮部腧穴熏蒸，促使药物被吸收，再通过选取不同的穴位，而起到特异性治疗的作用。

【功效】

熏罐疗法具有温经活络、化瘀止痛等作用。

【适应证】

本法可广泛用于内、外、妇、儿各科疾病，常用于治疗肩周炎、颈椎病、骨质增生、风湿性关节炎等疾病。

【禁忌证】

1. 对本操作使用的药品过敏者禁用。

2. 婴儿、孕妇禁用。

3.皮肤有创面、溃疡、出血者禁用。

4.严重脏器衰竭者禁用。

【操作方法】

1.苗医熏罐疗法的准备工作

（1）工作人员的配备：单人操作。

（2）设备工具的准备：熏罐装置若干，苗医药研制而成的散粉剂。

（3）治疗环境的准备：环境明亮、温暖、通风。

2.具体操作流程

（1）医师须严格按照患者的病证选取相应的苗药方，将药物打成散粉剂，并研制成药丸备用。

（2）根据病变部位选取合适数量和符合规格的熏罐，检查熏罐罐口与罐体是否有裂痕、裂口，避免损伤皮肤。

（3）将先准备好的药丸放入熏罐内用于安置药丸的部位，然后将熏罐顶部的各孔压紧，点燃药丸，最后将熏罐放置于需要治疗的皮肤腧穴处进行治疗。

（4）操作前施术者须指导患者暴露操作区域的皮肤，操作过程中若病变部位较大或患者感觉较烫时，可以沿着皮肤移动熏罐。移动时治疗者用双手轻握熏罐两侧的罐耳，以皮肤边缘不漏烟为原则。每天1次，连续5～7次为1个疗程，疗程之间可间隔2天。

【意外情况及处理方案】

1.因操作不当引起皮肤烫伤时，立即停止操作，用生理盐水冲洗患处，将皮肤表面的残余药物冲洗干净，再用1%的碘伏消毒液或新洁尔灭消毒液涂擦患处2次。皮肤未破损者，可直接涂擦适量烫伤膏。对于皮肤有水疱，水疱小者可于消毒后涂抹适量烫伤膏或甲紫溶液；水疱大者则需要用碘伏消毒后，用无菌注射液将水疱内液体抽出，最后涂擦烫伤膏，用无菌纱布覆盖创面并固定，每2日换药1次，5～7天可痊愈。

2.患者为过敏体质，多有哮喘、荨麻疹以及对花粉等过敏的病史，可能发生熏蒸处瘙痒等不适。出现轻度过敏者，一般在停用熏蒸后几天便可自然消退，在此期间多饮水，并适当服用维生素C；严重者，遵医嘱口服抗组胺药物，以缓解过敏症状。

【注意事项】

1.询问患者既往过敏史，过敏体质慎用。

2. 当病变范围较大或患者感觉较烫时，可以沿着皮肤移动熏罐，以皮肤边缘不漏烟为原则。

3. 拔罐过程中，注意询问患者对熏罐的温度感觉，以避免熏罐太烫伤及皮肤。

4. 应根据患者病情，严格规范地选取药物。

5. 根据病情的严重程度，选择不同孔数的熏罐。

【现代医学研究】

虽然有医家效仿苗医熏罐疗法用于临床治病，且疗效甚好，但是目前对苗医熏罐疗法的现代研究尚未发现，可能与苗医外治法尚未被广泛传承有关。

【评述】

苗医熏罐疗法是苗医常用的外治方法，其优点是集灸法、熏法、罐法于一体。目前关于本法的临床研究甚少，虽然苗族居民在日常生活中使用较多，但缺乏实验研究与临床疗效观察，其治疗功效还有待进一步补充。此外，虽然本法使用时比较简单、方便，但是熏罐的制作工艺较其他罐复杂。这些都有待于后续进一步改良，以期能够更好地服务于临床，为广大患者分忧解难。

【参考文献】

[1] 杜江，邓永汉，杨惠杰.中国苗医绝技秘法[M].贵阳：贵州科学技术出版社，2014：80.

[2] 何秀容，何晓玲.多效中医药熏罐的临床应用[J].贵阳中医学院学报，2002，24（2）：34-35.

[3] 包骏，冉懋雄.贵州苗族医药研究与开发[M].贵阳：贵州科学技术出版社，1999：127-128.

第六节　水煮罐疗法
Khaod dlex ouf dongk kot fax（考德欧同括伐）

【概述】

苗医水煮罐疗法又被称为"热罐"疗法和"蒿罐"疗法，是苗族民间使用较为普遍且使用率较高的一种外治方法。本疗法利用沸腾的苗药药液浸煮竹罐，再将竹罐取出并吸拔于受术部位。多用于治疗四肢骨关节及其周围韧带损伤类疾病。

【治疗原理】

苗医认为大部分疾病是"毒"导致的，"毒为百病之源"，因此治疗方法主要为祛毒外出。苗医药以治毒为法、通散为要、外治为精等为主要的治疗原则。苗医水煮罐疗法就遵从了这一理论，是结合药物治疗效果、热能的温通效果、竹罐内压的拔吸效果等多种功用为一体的一种外治疗法。

【功效】

水煮罐疗法具有活血化瘀、疏经通络等作用。

【适应证】

拔罐法适用于风湿、类风湿等疾病引起的关节疼痛以及筋骨扭伤、脓毒症等。

【禁忌证】

1.对本操作使用的药品过敏者禁用。

2.婴儿、孕妇禁用。

3.皮肤有创面、溃疡、出血者禁用。

4.严重脏器衰竭者禁用。

【操作方法】

1. 苗医水煮罐疗法的准备工作

（1）工作人员的配备：单人操作。

（2）设备工具的准备：22cm×30cm 不锈钢锅 1 个，20cm 不锈钢平嘴钳 1 个，壁厚 2～2.5mm、内径 2～3cm、长 10cm 左右的竹罐 30 个（新罐操作前须用清水浸泡 10 小时），毛巾 1 张。

（3）治疗环境的准备：明亮、温暖、通风的环境。

2. 具体操作流程

（1）医师须严格按照患者的病证选取相应的苗药方，将苗药用纱布包裹以避免药物散落。

（2）根据病变部位选取合适数量和符合规格的竹罐，检查竹罐罐口与罐体是否有裂痕、裂口，避免损伤皮肤。

（3）在不锈钢锅中加入 1/2 清水，将药包与竹罐放入锅内，大火煎开 20 分钟，同时取一张消毒毛巾用冷水浸透后拧干备用。

（4）操作前施术者须指导患者暴露操作区域的皮肤，用不锈钢平嘴钳快速取出锅中竹罐，在冷毛巾上快速抖干罐内的药液，并确保罐口完全接触冷毛巾，降低罐口温度以免烫伤皮肤，同时快速将药罐吸附于操作穴位上，必须确保罐口与皮肤紧密贴实，防止漏气。自从锅中取出药罐至吸附于皮肤的整个操作过程必须控制在 5～10 秒内完成。操作过程中，锅内药罐需持续加热，保持水温在 80℃以上。留罐时间须结合患者皮肤情况而定，一般控制在 20 分钟左右。每天 1 次，连续 7～10 天为 1 个疗程。

【意外情况及处理方案】

1. 因操作不当烫伤引发水疱时，立即停止操作，用 1% 的碘伏消毒液涂擦灼伤部位 2 次，利用皮试针头将水疱中的渗液放出，不得扩大创面，放出渗液后再用新洁尔灭消毒 1 次，最后用 1% 甲紫溶液涂擦灼伤部位即可，每天 1～2 次，并保持灼伤部位皮肤干燥，5～7 天可痊愈。

2. 因操作不当引起皮肤破损时，立即停止操作，用生理盐水冲洗患处，将皮肤表面的残余药液冲洗干净，再用 1% 的碘伏消毒液或新洁尔灭消毒液涂擦患处 2 次，最后用无菌纱布覆盖创面并固定，每 2 日换药 1 次，7～9 天可痊愈。

【注意事项】

1. 应用本疗法前，首先要明确病情，按疾病需要，选取苗药方，然后按照规程进行操作。

2. 拔罐时应尽量确保将罐内药汁全部排尽以防止烫伤。

3. 定罐时注意观察患者皮色变化，同时询问患者感受，如果过烫须及时取罐。

4. 拔罐时间不宜过长，以免引起水疱或发生烫伤。

5. 拔罐速度应轻、快、稳、准，以免罐内热气排出过多，不利于罐吸附在皮肤上。

【现代医学研究】

苗医药中的水煮罐疗法与现代拔罐疗法中的煮药罐相同。现代研究中的药罐治疗亦将竹罐和相应的中药药包一同放在水中煎煮一定的时间，使罐充分与药液接触，进而在拔罐时发挥药物疗效。虽然有关水煮罐的临床研究十分广泛，但是对于使用苗药的水煮罐疗法的现代研究却鲜有涉及。

【评述】

水煮罐疗法操作简单、方便，应用的范围比较广泛，患者的临床依从性也比较好，治病时根据患者的病证选用合适的方药更有利于疾病的恢复。在操作时，须十分注意对药液温度的控制以及尽可能甩尽药罐中的药液，以免烫伤患者；若操作太慢，则罐中热气流失，竹罐很难吸附在皮肤上。对于操作者来说，步骤看似简单，但要具备娴熟的技巧。

【参考文献】

[1] 杜江，邓永汉，杨惠杰.中国苗医绝技秘法 [M].贵阳：贵州科学技术出版社，2014：79.

[2] 杜江，张景梅.苗医基础 [M].北京：中国古籍出版社，2007：118-120.

[3] 包骏，冉懋雄.贵州苗族医药研究与开发 [M].贵阳：贵州科学技术出版社，1999：127-128.

[4] 杜江，邓永汉，杨惠杰.苗医绝技秘法传真 [M].贵阳：贵州科学技术出版社，2011：65-66.

[5] 张建英，杨继国，鲁士友.药罐临床应用概况 [J].山东中医杂志，2009,28（10）：749-751.

第七节　纸煤筒疗法
Ndeud hleud drangx kot fax（都侯挡括伐）

【概述】

纸煤筒疗法是苗医外治法拔毒疗法中的一种治疗方法，具有使用面广、疗效佳、副作用少等特点。本法需准备竹筒、蜡、草纸和点燃工具。先将蜡熔化并浸透草纸，用草纸裹住竹筒的一端，竹筒另一端罩住肚脐，然后点燃被蜡浸透的草纸，待蜡纸燃烧成灰烬后取下，达到拔除毒素治疗疾病的目的。此法属于苗医拔毒法的一种，多用于治疗小儿疾病。

【治疗原理】

苗医自古重视"毒"的影响，认为"无毒不生病，无乱不成疾"，毒可生乱，乱可致毒，毒为百病之源，因此苗医有很多特色的外治法用于拔毒。纸煤筒法是用一定的器具和方法在小儿的肚脐上形成负压，经热量和负压的共同作用以通气、透毒、刺激筋脉，从而拔除毒素的方法。

【功效】

纸煤筒疗法具有祛毒散结、温阳健脾等作用。

【适应证】

此疗法主治小儿消化系统疾病，如腹胀、腹痛、腹泻、食欲不振等疾病。

【禁忌证】

1. 对竹制品过敏者禁用。
2. 操作部位皮肤破损、溃烂、瘢痕、水肿者禁用。
3. 有出血性疾病或出血倾向者禁用。
4. 有明确器质性病变者慎用。

【操作方法】

操作之前，医护人员需要对患者介绍本操作的具体流程，消除患者的紧张情绪，嘱患者注意保持体位，并对施术部位进行全面消毒。拔罐时需注意把握拔罐的时间、力度和频率，注意观察患者的面部表情以判断患者的耐受程度。

1.材料准备

取直径为 3～4cm，长 40～50cm 的竹筒 1 个，两头磨平。准备草纸少许，石蜡适当（熔化备用），75% 酒精棉球、95% 酒精火把以及干棉签、手套等相关材料。

2.操作流程

用熔化的蜡浸透草纸，草纸裹住竹筒的一端，竹筒另一端罩住肚脐，然后点燃蜡纸，至蜡纸烧尽。此过程应时刻关注患者变化，如若不耐受应立刻停止治疗，避免烧烫伤。

【意外情况及处理方案】

1.过敏反应：治疗部位若有皮肤刺激或红肿，立即停止治疗。用生理盐水冲洗施术部位，若症状仍无缓解，予口服西替利嗪片或氯雷他定片等抗过敏治疗。

2.血肿：若治疗部位出现微量的皮下出血致局部皮肤青紫时，通常不必处理，可自行消退。若治疗部位肿胀疼痛剧烈，青紫面积较大且影响正常功能活动，可先冷敷止血，再热敷或局部轻揉，以促进局部瘀血的消散吸收。

3.烫伤：立即停止治疗。若较轻者，不需特殊处理，涂擦烫伤膏即可；若严重者，需立刻到医院就医。

【注意事项】

1.治疗前后严格消毒措施，防止感染。

2.治疗室保持整洁，温度适宜。

3.过饥、过饱的小儿慎用。

4.严格遵守操作程序，以防烫伤。

5.治疗前向患者介绍流程、可能出现的不良反应。如出现局部渗血，皮肤过敏等，要及时处理，消除患者疑虑。

6.治疗过程中注意观察患者的反应，如有不适，立即停止操作，密切注意血压、心率变化，积极救治。

【现代医学研究】

暂无此疗法的现代临床与实验研究。

【评述】

纸煤筒法疗法是苗医常用的特色拔毒外治法之一，其技法已经娴熟，可供临床使用，疗效明显、安全可靠、操作简便、价格低廉，易于被患者接受，同时便于学习推广。虽然目前此法的临床和实验研究较少，但在少数民族苗族聚居地，此疗法被广泛应用。该疗法具有显著的拔毒、温阳健脾等作用。但传统的纸煤筒法疗法在操作过程中，常一筒多用，易导致交叉感染，从而降低了患者对此疗法的信任度。因此需对纸煤筒疗法建立诊疗规范及疗效评价标准，为临床推广应用提供理论和科学依据。

【参考文献】

[1] 杜江，邓永汉，杨惠杰. 中国苗医绝技秘法 [M]. 贵阳：贵州科学技术出版社，2014：24-25.

第十二章　苗家奇治秘法

第一节　减烫术
Jen gob jif shux（浸菓基枢）

【概述】

减烫术被广泛应用于全国各个地区，尤其是农村。此治法是苗医减轻因烫伤所致疼痛和伤害的一种办法，如在被烫后立即摸捏耳部，心中默念口诀，一般的轻度烫伤就会明显减轻或消失。虽听起来很神秘，但确有其效。

【治疗原理】

减烫术作为苗医传统治法被广为流传至全国各地，从现象上看，其属于一种心理上的安慰性治疗，充满神秘而又给人以荒唐的感觉，但事实上却并非如此简单。虽然念口诀起不到实质上的止烫作用，但摸捏耳部止烫是有科学道理的。现代研究证明，人的耳垂部位有个"麻醉点"，对于烫伤类的疼痛和不适有比较明显的效果。

【功效】

减烫术具有止痛、止烫等作用。

【适应证】

此疗法用于轻度水火烫伤等疾病。

【禁忌证】

1. 耳部有病变者禁用。

2. 严重烫伤者禁用。

3. 有出血性疾病或出血倾向者禁用。

4. 精神疾病患者禁用。

【操作方法】

1. 当受到水火烫伤时，用手摸捏耳垂。

2. 一些苗医要配合口诀使用。口诀："烫脸烫手，烫顶罐烫榷，烫你不要烫我。"说完立即用手摸捏耳朵，反复几次。

3. 若重复几次后无明显减轻，应立刻就医。

此技法仅适用于轻度烧烫伤，若重者需要立刻到医院治疗。

实际上，苗医在治疗烧烫伤方面多用药物治疗，并创制了许多功效显著的秘方、验方，对于较大面积的烧烫伤无需无菌隔离，不仅不会引起感染，而且康复速度快，多不留疤痕，值得深入研究。下面介绍几个治疗烧烫伤的验方。

方一：取钓鱼竿研为细末，先用鸡毛在伤处抹菜油，再撒上药末。

方二：岩川芎（岩黄连）、八月瓜根、钓鱼竿、麝香共碾末，以米汤调成糊状，用棉签蘸药涂患处。

方三：将强盗九杆子碾末，先于烫伤处抹少许煤油，然后撒上药末。

【意外情况及处理方案】

1. 过敏反应：治疗部位如有皮肤刺激或红肿，立即停止治疗。用生理盐水冲洗施术部位，若症状仍无缓解，予口服西替利嗪片或氯雷他定片等抗过敏治疗。

2. 严重烫伤者需立刻就医，切勿耽误病情。

【注意事项】

1. 注意烧烫伤程度，及时治疗切勿耽误病情。

2. 使用验方需注意避免过敏及感染等情况。

3. 如对验方使用材料过敏者禁用。

4. 如耳部有破溃者，切勿触摸。

5.注意本操作的适用范围。

【现代医学研究】

本法有待进一步深入发掘，暂无临床及实验研究。

【评述】

本法适用于轻度烫伤，并不适用于烫伤水疱等重症。减烫术系苗医传统方法，在苗族聚集地区使用广泛，流传至今，听起来虽有荒谬成分的存在，但在日常生活中确实有较好的疗效。为了更好地指导临床应用与进行更深层次的挖掘，需要进一步开展苗医理论与临床结合的系统研究，并根据实验室指标进行客观、科学的评价，建立苗医减烫术治疗优势病种的诊疗规范及疗效评价标准，为苗医减烫术疗法临床推广应用提供客观依据。

【参考文献】

[1] 杜江，邓永汉，杨惠杰.中国苗医绝技秘法 [M].贵阳：贵州科学技术出版社，2014：173-174.

第二节　耐打奇术
Enk dreud bes jif shux（摁图贝基枢）

【概述】

耐打奇术是苗医奇治秘法之一，对于喜欢冒险或从事具有相对危险性的活动或工作的人，在工作、活动之前预先使用本节所讲述的药物，可以防止或减轻发生危险（如野外探险，极限运动，古代国与国之间的战争、村寨冲突、家族冲突等）时所致的伤害。此类药也可伤后使用，功效亦著。

【治疗原理】

本法选用一些具有很强的止痛、疏通筋脉、活血化瘀、健骨强筋的传统民族药物组成固定的方剂，让患者受伤后外用或提前内服汤药，最大限度地减轻受到的伤害和引起的疼痛，或促进伤情恢复。

【功效】

耐打奇术具有止痛、疏通筋脉、活血化瘀、健骨强筋等作用。

【适应证】

此疗法主要用于跌打损伤、钝器击伤、殴打致伤的预防和治疗。

【禁忌证】

1. 对相应药物过敏体质者禁用。

2. 皮肤破损、溃烂、瘢痕、水肿者受伤后慎用。

3. 有出血性疾病或出血倾向者慎用。

4. 合并心脑血管疾病，肝、肾等严重功能障碍及精神疾病患者禁用。

【操作方法】

不同地区苗医的各有耐打药的秘方，对于药物选择、加工、炮制和剂型的选取都各有讲究。剂型一般以散剂、丸剂、酒剂为多。事先将药物加工制作好，在遇到可能受伤的情况时提前服用（受伤后使用亦可）。药方有单方也有复方，以复方为多。单方如将八棱麻加工成粉末内服。复方举例如下：土鳖 15g，胆南星 15g，血竭 15g，没药 24g，马钱子（微炒）10 个，龙骨 10g，当归 10g，南红花 15g，川羌活 10g，螃蟹骨 10g，净乳香 30g，防风 15g，金毛狗脊 24g，三七 3g，白芷 15g，七叶一枝花 20g，菖蒲 10g，川芎 15g，冰片 5g，升麻 15g。共研细末，装入瓶中备用。用时以老酒调成糊状敷伤口。外用。

民间秘传特效伤药颇多，现收录几个比较有代表性的秘方介绍如下。

方一（强盗水）：取活蟾蜍（最好背上有麻点）1 只，大蒜头适量。用麻绳捆住蟾蜍后腿，把多枚大蒜塞入其口内，封住。倒悬 3 天，让蟾蜍自然死亡。取出大蒜，将大蒜埋入湿土中，见其出苗后挖出晒干备用。用时取 1 枚蒜含于口中。本药只能用 1 枚，且只能口含不能吞下，多用或吞下均会致中毒。

方二（起死回生还魂仙丹）：当归 25g，泽泻 25g，川芎 10g，桃仁 10g，牡丹皮 10g，好苏木 10g。用白酒及水各 1 碗煎，煎至半碗服之。头伤者加藁本 5g，手伤者加桂枝 5g，腰伤者加杜仲 5g，肋伤者加白芥子 5g，脚伤者加牛膝 5g。

方三（耐打散）：土鳖虫 15g，自然铜 15g，乳香 10g，血竭 10g，麝香 2g，朱砂 10g，巴豆 3g(去油)。共研为细末，瓶装备用，勿令泄气。本药可内服也可外用。接骨、接筋或消肿止痛时，用酒调药末包敷患处；外伤出血时，以干药末包敷患处；遇重伤或休克患者，可取 15g 药末以白酒或童便送服（或灌服）。

方四（耐打酒）：草乌 10g，乳香 2g，琥珀 8g，红花 15g，没药 12g，甘草 10g，牡丹皮 12g，杜仲 10g，天花粉 10g，牛膝 10g，当归 10g，骨碎补 10g，血竭 10g，肉桂 10g，土鳖虫 10g，三七 5g，木香 12g，羌活 10g。用白酒 1kg 浸泡，制成药酒。本药酒主要用于局部外伤，使用时用棉花蘸药酒搽伤处。对于跌打损伤严重者，外用与内服同时进行效果更好。内服方法：用米酒送服 5g 混合的药粉，也可取 1 剂药用酒水各半煎汤内服，若得童便调服效果更佳。

【意外情况及处理方案】

1. 过敏反应：治疗部位如有皮肤刺激或红肿，立即停止治疗。用生理盐水冲洗施术部位，若症状仍无缓解，予口服西替利嗪片或氯雷他定片等抗过敏治疗，必要时就近就医。

2. 有严重伤筋动骨者，用本法治疗后效果不佳，应立即停止自行治疗，到医院就医。

【注意事项】

1. 用药部位有炎症、溃疡者忌用。

2. 根据需要选择适当的剂型，便于疗效的充分发挥。

3. 根据预防和治疗的需要选择服用时间。

4. 对于含有毒性药材的药剂，其用量要慎重掌握，以免过量引起中毒。

5. 有严重伤筋动骨者，用本法治疗后效果不佳，应立即停止自行治疗，到医院就医。

【现代医学研究】

暂无现代相关临床及实验室研究。

【评述】

耐打奇术系苗医传统奇治秘法之一，在当地广为流传使用。其技法相对成熟、疗效确切、安全可靠、操作简便、价格低廉，易于被患者接受，同时便于学习推广。但本法缺乏现代的临床与实验研究，且外用时缺乏无菌意识，对于患处用药的频次及浓度缺乏科学的验证。因此开展苗医奇治秘法理论与临床结合的系统研究，并结合实验室指标进行客观评价，建立苗医奇治秘法优势病种的诊疗规范及疗效评价标准，为苗医耐打奇术疗法的临床推广应用提供客观依据。

【参考文献】

[1] 杜江，邓永汉，杨惠杰.中国苗医绝技秘法 [M].贵阳：贵州科学技术出版社，2014：147-148.

第三节　退弹奇术
Tak lat qaox hfend（塔剌逢）

【概述】

退弹奇术属于苗医拔毒疗法之一，即在人体中弹后，弹头、弹片滞留体内时，不采用手术，只通过药物外敷使子弹沿进入路径退出的一种治疗方法。不仅一些古代医籍中对这一方法做了相应的记载，而且有不少苗医亲自使用过。《苗医绝技秘法传真》中记载，北洋政府总理熊希龄留有诗句"子弹无足退出，全凭苗医华佗功"，正是这一疗法的真实反映，并使本法广为流传。

【治疗原理】

苗医在长期的医疗实践中创造出了各种治疗疾病的方法，其中治毒九法中的拔毒法就是通过物理作用或药物作用将毒素从体内吸拔出来的方法。子弹、箭镞、芒刺等进入人体的异物都是毒源，会导致局部的疼痛、肿胀，甚至会引起全身症状，重则休克、死亡。因此苗医通过特殊药物的作用让异物从原路径退出体外，使毒源被除，伤痛得愈。

【功效】

退弹奇术具有排毒物、消肿、活血化瘀等作用。

【适应证】

此疗法主治子弹、弹片、火枪铁砂、箭矢、铁钉、刺类等异物伤害并滞留在体内者。

【禁忌证】

1. 对相应药物过敏者禁用。

2. 敷药部位皮肤破损、溃烂、瘢痕、水肿者禁用。

3. 有出血性疾病或出血倾向者禁用。

4. 合并心脑血管疾病，肝、肾等严重功能障碍及精神疾病患者禁用。

【操作方法】

对于异物刺入的伤害，首先要查验伤口，探明异物进入人体的部位和方向。此类伤害多伴有出血，如有流血不止的情况当先止血，血止后方可进行拔毒治疗。将拔毒的方药（以蓖麻子、地牯牛、桐油等为主药）捣泥外敷，以棉纱覆盖，胶布或绷带固定，每日1换。一般敷24～35小时，异物会退至体表，用镊子取出，然后在伤口处换上常规的治伤药以促进伤口尽快愈合。此类药物在苗族民间使用较为广泛，虽然秘方的配伍和用法上有一定的差别，对于不同异物的治疗方法也有一定差异，但主要成分和作用基本相似。现收录以下几个拔弹秘方供读者参考和研究。

配方一（主拔子弹、铁钉等）：地牯牛5个，老南瓜瓤30g，蓖麻子24g，婆儿针15g。共捣烂，敷伤口。

配方二（主拔子弹）：鲜南瓜子3g，蓖麻子（去壳，每个伤口用1.5g），赤石脂4.5g，倒推车（滚屎虫）3只。共研为细末，敷伤口。子弹拔出后用如意金黄散外敷。

配方三（主拔铁砂）：蟋蟀10只，红蓖麻子10粒，砂姜粉30g，倒推车6只，白糖30g。共捣为泥，加猪油调膏，外敷伤口。20～28小时可将铁砂拔到体表，用针挑出。挑出铁砂后，再用南瓜藤或南瓜瓤煎水给患者服用。如伤口流水可用丝瓜叶捣烂外敷。

【意外情况及处理方案】

1. 过敏反应：治疗部位如有皮肤刺激或过敏，立即停止治疗。用生理盐水冲洗施术部位，症状仍无缓解且皮肤过敏反应加重者，予口服西替利嗪片 10mg 等相应的抗过敏治疗。

2.若外伤失血过多，应先及时止血，避免休克。

3.有发热等感染发生时，应立即就医。

【注意事项】

1.敷药部位有炎症、溃疡者忌用。

2.注意无菌操作。

3.施治时注意观察患者的生命体征。

4.失血过多时应立即送医，避免休克。

5.若长时间施治，异物仍未拔出，应立即到医院取出。

【现代医学研究】

暂缺现代临床及实验研究。

【评述】

苗医擅长治疗刀、枪伤与其民族特殊的历史背景有关。苗族从远古到明清时期常受侵犯，"三十年一小反，六十年一大反"是苗族人民为反抗压迫而起义的写照。长年的战争带来大量的刀箭伤，使得苗医在这方面积累了大量的经验。退弹奇术也来源于古代拔箭矢的治疗方法，属于治毒九法中拔毒法的范畴。在贵州、湖南、广西等地都有通过用药而使体内的子弹或异物退出体外的记载。其方法主要是采用外用药物包敷，必要时配合适当的内服药物。本法方便快捷、经济实用，能够使患者免受手术之苦，具有较大的深入研究的价值。

【参考文献】

[1] 杜江，邓永汉，杨惠杰.中国苗医绝技秘法 [M].贵阳：贵州科学技术出版社，2014：151-153.

第十三章　其他疗法

第一节　埋药法
Bex jab hfend（贝佳逢）

【概述】

　　埋药法是贵州松桃苗医世代相传的一种在皮下组织植入药物以治疗"癫狂病"的一种方法。本法与中医的埋线疗法、西医学的介入疗法在原理上有异曲同工之妙，但本法在材料、方法和用途上独具特色。本法将药物以适当的方式植入人体的皮下组织中，使其能长时间发挥疗效，应当说是苗医外治法中的一种长效疗法。

【治疗原理】

　　对于有些需要长期用药治疗但使用一般的给药方法有较大困难的疾病，苗医采用把药物用适当的载体植入体内的方法。药物从载体中缓慢释放，能够长时间发挥疗效，而给药的载体物质又能够在人体内逐渐被分解吸收；同时，药物载体在体内对埋药的穴位进行不断刺激，起到双重的治疗作用。

【功效】

　　埋药法疗法具有豁痰开窍、息风止痫、宁心安神等作用。

【适应证】

　　本法适用于癫痫、精神病的治疗，亦可用于风湿病等慢性疾病的治疗。

【禁忌证】

1. 过敏体质及对该操作中使用的相关药物过敏者禁用。

2. 操作部位皮肤破损、溃烂、瘢痕、水肿者禁用。

3. 大动脉所过处禁用。

4. 有严重出血性疾病或出血倾向者禁用。

5. 妊娠及哺乳期妇女禁用。

【操作方法】

1. 器材准备

（1）器具准备：选取刺竹（或苦竹）1 棵，根据其内径和外径的大小选取能组成可相互套用的数节竹管为 1 套，相当于现在制作收缩式鱼竿的植入器，打磨光滑，备用。

（2）药物和载体材料：割取枫香油（树脂）和土蜡树油（树脂）各等量，将两者混为一体。取麝香等药制成酒剂，把药物载体浸入其中 7 天，取出切成条状备用。

（3）麻药的制备：取生三步跳、生天南星、生红芋头各等量，用高度白酒浸泡 7 天备用。

2. 操作流程

（1）麻醉：先在准备埋药的部位用湿毛巾覆盖，取较大的棉球蘸取麻药酒浸在毛巾上，点燃药酒至局部发热难耐为止。除去毛巾，以手蘸麻药拍击该部位至局部出现麻木感为度。

（2）开路：将植入器用酒精消毒后甩干，放入麻醉药酒中浸泡 1 小时。取最细的一根竹管在距埋藏药点 5～10cm 处平刺，并沿皮下向埋药点探入，抵达穴位后用大一号的竹管套在前管外沿路而进，以扩大开路的孔径，同时将前管退出。按此方法换管扩径，直到达到所需孔径为止。

（3）埋药：取切好的药条 1 根，放入插在皮下的竹管中，以小号的竹管推至埋药点后再将植入器（竹管）沿径取出。医者以口含酒吸尽残血即可（现在一般在创口处贴创可贴以防感染）。每次植入 3 个选定的穴位，45 天后另取 3 个穴位植药。治疗时间约半年。

【意外情况及处理方案】

1. 晕厥：立即停止治疗。使患者平卧，注意保暖，轻者仰卧片刻，予饮温水或糖水；重者在上述处理基础上，可针刺水沟、内关、百会、关元、气海等穴；若仍不省人事、呼吸细微、脉细弱者，应采用急救措施。

2. 植入器折断于体内：嘱患者切勿变动原有体位，以防断端陷入肌肉深部。若残端部分显露于体外，可用手指或镊子将竹管拔出。若断端与皮肤相平或稍凹陷于体内者，可用左手拇、食指垂直向下挤压断端周围的皮肤，使断端暴露于体外，右手持镊子将竹管取出。若竹管完全深入皮下或肌肉深层时，应在 X 线下定位，手术取出。

3. 过敏反应：治疗部位如有皮肤刺激或过敏，立即停止治疗。用生理盐水冲洗施术部位，症状仍无缓解且出现皮肤过敏反应加重者，予口服西替利嗪片 10mg 等相应的抗过敏治疗。

4. 血肿：若治疗部位出现微量的皮下出血致局部皮肤青紫时，通常不必处理，可自行消退。若治疗部位肿胀疼痛剧烈，青紫面积较大且影响正常功能活动，可先冷敷止血，再热敷或局部轻揉，以促进局部瘀血的消散吸收。

【注意事项】

1. 树脂要处理干净，以免造成感染。

2. 植入器一定要打磨光滑以免造成损伤和在体内留下纤维等异物。

3. 植入器原料要选用刺竹或苦竹，因其两端的孔径大小比较接近，而其他竹子的两端孔径差异较大。

4. 植入器应平行刺入皮肤，并使之沿皮下行进，不可深刺，以免伤及其他组织。

5. 手术部位在一周内不能接触水或污物，注意消毒处理，以免造成感染。

6. 埋药处应距创口 5cm 以上。

【现代医学研究】

本法与中医的穴位埋药法、埋线疗法和西医的介入疗法在原理上有异曲同工之妙，但在材料、方法和用途上独具特色，暂无相关现代临床及实验研究。

【评述】

埋药法为松桃苗家的祖传之法，在当地用于治疗"癫狂病"。据介绍，本法治愈的病例颇多，求医者众多。本法的治疗思路比较先进，与中医的穴位埋药法、埋线疗法和西医学的介入疗法颇具相似。本法所使用的载体材料主体为天然树脂，是一类高分子物质，本身可能就具有药用功能或含有一定的活性物质，而且可以在体内被逐渐降解、吸收。但本法使用的器具及整个消毒过程较为原始，这也反映了苗医就地取材的原创性。可在本法的基础之上结合现代先进的技术进一步研究，以扩展临床对癫痫、精神疾病等病证的治疗思路。

【参考文献】

[1] 杜江，邓永汉，杨惠杰.苗医绝技秘法传真[M].贵阳：贵州科学技术出版社，2010：58-61.

第二节 补口法
Bad laib hfend（菝赖逢）

【概述】

对于一些经久难收的裂口或创口，苗医通常会采用一种简单的方法来帮助裂口愈合，称为补口法，苗语称为"菝赖逢"，即利用椿树脂作为黏合剂，黏合裂口或难收的创口。本法亦称为填补疗法，是苗医用于黏合裂口的一种古老的方法。因其简单、经济、实用，故至今仍在苗族乡村中流传使用。

【治疗原理】

有些裂口或创口因活动度大，或血液循环差，或皮肤干燥，长期难以愈合。本法利用椿树脂作为黏合剂黏合裂口或难收的创口，可促使新生的肉芽组织连接而逐渐愈合。

【功效】

补口法具有敛疮生肌、活血化瘀、润肤等作用。

【适应证】

本法适用于各种裂口及难以愈合的创口等疾病。

【禁忌证】

1.过敏体质及对树脂过敏者禁用。

2. 操作部位皮肤溃烂、瘢痕、水肿者禁用。

3. 感染明显者禁用。

4. 无法合作者，如精神疾病患者禁用。

5. 妊娠及哺乳期妇女禁用。

【操作方法】

补口法是取一块椿树分泌的树脂（以棕红色半透明者为用），选光洁、平展的一面用冷水蘸湿，后用刀轻刮树脂，干了蘸水再刮，如此反复操作，刮取树脂的量根据裂口的大小而定，以能填补裂口为度。先用热水冲洗干净裂口，擦干，再将刮得的树脂填补裂口，并用一粗棉线将树脂压入裂口内。固定裂口期间，随时观察裂口情况，切勿使伤口裂开，固定时间以新生的肉芽组织相连接、裂口逐渐愈合为度。

【意外情况及处理方案】

1. 过敏反应：治疗部位如有皮肤刺激或过敏，立即停止治疗。用生理盐水冲洗施术部位，症状仍无缓解且皮肤过敏反应加重者，予口服西替利嗪片 10mg 等相应的抗过敏治疗。

2. 出血：施术期间，若伤口裂开出血或有少量渗血，予以轻柔压迫止血；若出血量较大，需去除树脂，清洗裂口并消毒，给予云南白药粉剂撒于患处，另用纱布包扎止血。

3. 感染：若施术后裂口周围出现明显红肿热痛，立即取出树脂，清洗伤口，去除伤口内坏死物质，给予双氧水、碘伏等消毒伤口，定期换药。

【注意事项】

1. 每次填充裂口时务必将药压至裂口底部，不要留有空隙。

2. 填充前先将裂口冲洗干净，勿留有异物。

3. 填充后随时观察裂口情况，切勿使伤口再裂开。

4. 填充后勿接触水，以免药物脱落和感染。

5. 一般 1 次即愈，无须换药。

【现代医学研究】

暂无此疗法的现代临床及实验研究。

【评述】

苗医外治法是用药物、手法或器具在体表治疗局部或全身性疾病的方法。苗医外治法种类丰富，使用也非常广泛，无论是内科疾病还是外科疾病，苗医都喜欢用外治法治疗，这是苗医治疗学的一大特点。苗医外治法的治疗器具也比较简单，通常是一些随手可取或易于加工的日常用品和器具，体现了苗医学源于生活、空手行医的特点。如本法只需取椿树树脂填补裂口，然后固定即可。类似这样的苗医外治法一方面能够免除内服药物治疗可能带来的毒副作用，另一方面在缺少药物或外出期间也能随时治病，而且对于一些不便于服药的情况，如对儿童或处于昏迷状态的患者采用外治法无疑是一种很好的选择。

【参考文献】

[1] 杜江，邓永汉，杨惠杰.苗医绝技秘法传真 [M].贵阳：贵州科学技术出版社，2010：55-56.

[2] 杜江，张景梅.苗医基础 [M].北京：中医古籍出版社，2007：170.

第三节　移毒法
Yax jab hfend（亚佳逢）

【概述】

对于某些重要部位的疗、疖、疮、肿，医生在治疗时多投鼠忌器，不便于施术和用药。苗医的移毒法，即将病灶移至比较安全的地方，以便于进一步治疗。本法由医生把配制好的药物敷到患者的特定部位，通过药物的作用将人体皮薄近骨之处或离重要器官较近且未溃破的疗疮痈毒，转移到皮肉较厚，没有大神经、血管之处或转移到离重要脏器较远的次要部位排出。本法是苗族极具特色的外治疗法之一。

【治疗原理】

苗医认为："毒之所聚即成病所，急切难去，其位可挪。"意思是局部的疗疮肿痛是由毒气聚积不化造成的，虽然难以根除，但可以使其病位挪动。移毒法便是在这种思想指导下形成的。本法通过药物的作用将人体皮薄近骨之处或离重要脏器较近且未溃破的疗疮痈毒，转移到皮肉较厚，没有大神经、血管或离重要脏器较远的次要部位排出。比如离大脑较近的对口疮，离心肺较近的瘩背疮，一旦发作溃破，不仅难以愈合，而且对附近重要组织器官也有影响，用本法治疗可减轻对器官组织的损害。

【功效】

移毒法疗法具有活血通络、移毒散结、消肿止痛等作用。

【适应证】

本法适用于要害部位如眼胞、太阳穴、大血管附近及各关节等处的疗、疖、疮、疱等感染性疾病，还可用于乳腺病、子宫肌瘤、卵巢囊肿、粉瘤、痔疮、腰腿病、癫痫、阑尾炎、各脏腑早期的肿瘤、早期白内障等疾病。

【禁忌证】

1. 过敏体质、有传染性皮肤病及对本法相关药物过敏者禁用。

2. 操作部位皮肤破损、溃烂、瘢痕、水肿者禁用。

3. 合并心脑血管疾病，肝、肾等严重功能障碍及精神疾病患者禁用。

4. 妊娠及哺乳期妇女禁用。

5. 有出血性疾病或出血倾向者禁用。

【操作方法】

移毒法又称移疮挪病法，或疾病良性转移法。施治时按照筋脉循行规律，借助药物在特定部位的作用，把人体的疗疮肿毒从上转移到下，从重要的脏器转移到肌肉丰厚部位，便于治疗。一般根据病情将所选药物涂抹在患处的一旁，使病灶向远离重要部位的一侧移动。下面以滕建甲所著《苗家实用药方》中的几种方法为例说明。

1. 移山过海法

主要用于生长在人中沟、颈部血管等要害部位的疗、疮。方用"移山过海散"：雄黄 30g，小麦面 30g，新鲜蚯蚓粪 100g。晒干为末，临用时以陈醋调匀，涂于接近要害处的一侧，使病灶逐渐移至相对安全的部位以便用药和施术。

2. 赶移离节法

主要用于病灶发生在骨节之间，有红、肿、热、痛者，如不及时治疗可能会导致病灶化脓、穿孔，形成瘘管，严重影响关节活动。用此法移之，或上或下，以免除残疾之患。方用"移毒散"：白及50g，紫花地丁24g，煅乌骨鸡骨、朱砂、雄黄、轻粉各3g，五倍子6g（焙黄），大黄6g，猪牙皂2.4g。共研为末备用，临用时用醋调匀，涂于患部靠近关节的一侧，则病灶将向远离关节的一侧移动。

3．移毒出表法

凡大腿内、外侧及双膝近骨等处出现漫肿无头，皮色不变，微觉酸痛、挛曲等现象多为湿毒积聚，可用药使之表浅化，以免深入伤骨。方用"赶毒散"（又名冲和散）：紫荆皮150g，炒赤芍60g，白芷30g，独活45g。诸药共为末，筛细密存。用时以醋煎5个洋葱，熬成浓液调药末搽敷，每日一换，以肿消不痛为度。

4．移痘出眼法

本法主要用于小儿麻疹、水痘、风疹等发生在眼内不便治疗者。方用"移痘散"：牛蒡子10g，朱砂少许。共研为末，用时取药粉搽于患者前额上，使痘自移出眼。

另外，还可以用药使毒气有较大的转移，如从人体的重要脏器转移到某个穴位，再通过针刺和吸拔使毒气外泄而愈。

【意外情况及处理方案】

1.过敏反应：治疗部位如有皮肤刺激或过敏，立即停止治疗。用生理盐水冲洗施术部位，症状仍无缓解且出现皮肤过敏反应加重者，予口服西替利嗪片10mg等相应的抗过敏治疗。

2.皮肤损伤：保持伤口清洁，一般不要包扎，数日后可痊愈。

【注意事项】

1.控制药物剂量，防止中毒。

2.治疗前后严格消毒，防止感染。

3.坚持辨证施治原则，治疗时应对患者的各方面因素综合考虑，有针对性地选择药物和治疗部位。

4.皮肤破损、溃烂、瘢痕、水肿者禁止操作，应换用其他部位或改用他法进行治疗。

5.合并有其他疾病患者，如糖尿病，在治疗过程中注意观察患者的反应，如有不适，立即停止操作。

【现代医学研究】

1. 严浩翔在家传移毒法的基础上，运用中医理论研究，大胆探索实践，有了新的发现和创新，扩大了此法的治疗范围。本法不仅可以治疗疮疡疔毒等外科疾病，还可以治疗多种内科疑难疾病，如癌症、心脏病、胃病、癫痫、早期白内障、乳腺瘤、子宫瘤、卵巢囊肿、阳痿、痔疮等，临床疗效突出。

2. 浦鲁言等采用自制发疱中药对晚期肝癌患者的"膝关"穴进行移疮泄毒。他们对移疮部位的渗出液和血清中肿瘤标志物癌胚抗原（CEA）等进行检测。结果显示，循经移疮部位渗出液中的 CEA 浓度明显高于血清中的 CEA 含量，且患者生存质量明显提高。说明循经移疮泄毒法可作为治疗晚期癌肿的辅助疗法。

3. 羌曹霞于双侧足厥阴肝经的膝关穴贴敷自制的发疱剂，对晚期肝癌患者进行移疮泄毒法。结果显示，与首次比较，末次血清中的 CEA、AFP 值均明显降低，差异均有显著性意义（$P < 0.05$）；与首次比较，末次发疱液中的 CEA、AFP 值均明显升高，差异均有显著性意义（$P < 0.05$）。说明循经移疮泄毒法能够有效改善临床症状及提高患者生活质量，对肿瘤标志物也有一定的影响。

【评述】

移毒法的目的是将人体重要脏器部位的毒气、毒势转移到次要部位发作释放；或把病灶从内移到外，从上移到下，把大病化成小病，再把小病化成无病的一种疗法。此疗法注重人体内因，激发人体潜能，强调用人体的自我修复、自我调节、自我防御来治病，从整体解决局部问题。此疗法痛苦小，不破坏机体平衡，无后遗症，无副作用，成本低，用法简便，安全可靠，疗效确切，不易复发。目的是改善症状，减轻局部病势压力，使阴阳协调，经络平衡，提高自身免疫能力，激发和增强自身抗病能力，延长生命存活质量。

【参考文献】

[1] 杜江，邓永汉，杨惠杰.苗医绝技秘法传真 [M].贵阳：贵州科学技术出版社，2010：45-48.

[2] 严浩翔.移毒法探秘 [J].中国民间疗法，2002，10（1）：63.

[3] 浦鲁言，强福林，孟凡迅，等.采用循经移疮泄毒法治疗晚期癌肿机理探微 [J].辽宁中医杂志，2008，35（1）：12-13.

[4] 羌曹霞 . 循经移疮泄毒法治疗晚期肝癌 21 例临床观察 [J]. 新中医，2011，43（4）：
62-63.

[5] 严浩翔 . 移毒法在临床应用中的新用途及机理 [J]. 中国民间疗法，2001，9（5）：
64-65.

第四节　打烟刀疗法
Banqd yenb diak hfend（跌欧医堵括伐）

【概述】

苗族民间有一种消肿散结、化痰止痛的外治方法，称为打烟刀疗法。本法主要用
于治疗外伤性感染所致的淋巴结肿大（淋巴结炎，苗族俗称为羊子）、无名肿毒、疱疮、
颈部肿块等，是苗族长期沿用的有效方法。

【治疗原理】

本法是通过加热使药物的挥发性成分（或具有升华性质的成分）形成蒸汽在刀上凝
结，用以涂擦患部以发挥疗效的方法。从现代药理学的观点来看，此法能使有效成分尽
快得到纯化而加强药效。方法看似原始但符合科学道理。

【功效】

打烟刀法具有活血通络、消肿散结、行气活血、清热解毒等功效。

【适应证】

本法可治疗外伤性感染所致淋巴结肿大、无名肿毒、疱疮等。

【禁忌证】

1.过敏体质、有传染性皮肤病及对相关药物过敏者禁用。

2.头面部禁用。

3.恶性肿瘤患者禁用。

【操作方法】

打烟刀疗法在治疗药物的选择上具有一定特色。通常取黄荆条或白荆条的枝条（新鲜的或干的均可），去皮，将其燃烧。将擦拭干净的柴刀或斧子置于其上，使燃烧的药物烟雾熏之，让蒸汽在刀斧上凝聚，以刀斧上凝聚的液体反复涂搽患部。每日数次，直到肿胀逐渐消除、疾病痊愈为止。切忌以刀斧背面直接在患处进行刮擦。对于患处局部红肿较为明显者，当外敷清热解毒药物，使患处局部炎症改善后再行打烟刀疗法；对于患处已经出现裂口、坏死、化脓、出血的情况，暂时不考虑用打烟刀疗法，因本法在施术过程中需反复摩擦局部患处，对患处损伤较大，易导致局部伤口感染或使感染进一步扩散、恶化。对于颈部肿块，瘤块巨大且无痛时应警惕淋巴结结核的可能，这时应禁止用打烟刀疗法，因局部施术按压后可能导致结核随淋巴液循环及血液循环扩散至全身。

【意外情况及处理方案】

1. 过敏反应：治疗部位如有皮肤刺激或过敏，立即停止治疗。用生理盐水冲洗施术部位，症状仍无缓解且皮肤过敏反应加重者，予口服药物进行相应的抗过敏治疗。

2. 烫伤：施术不当或金属温度过高导致皮肤烫伤，应立即停止施术，轻者观察即可，严重起水疱者需刺破水疱，放出淋巴液，予以抗感染、消毒处理。

【注意事项】

1. 用前将使用器具清洗干净。

2. 刀斧的温度要与药液的温度形成反差，蒸汽才能凝集。

3. 对于已破溃者慎用。

4. 制作的刀斧应充分消毒后再行使用，以防感染。

5. 操作时应迅速，以免引起患者不适感。

【现代医学研究】

暂未发现关于此法的现代研究。

【评述】

打烟刀疗法作为以前苗医民间常使用的外治法，在西南地区曾广为流传使用。目前对于淋巴结肿大、无名肿毒、疱疮等的治疗，中医常予以清热解毒、活血通络、消瘰散结、化瘀止痛类药物内服、外敷以达到治病的目的；西医学对于上述疾病的处理方式多样，首先通过细胞学检查明确诊断，判断是炎症、结核还是良性肿瘤，予以药物对症治疗，或直接手术切除；若考虑为恶性肿瘤则予以瘤体切除术及引流区淋巴结清扫，术后配合放化疗等方法根治恶性肿瘤。本法操作简单，可进一步研究以供临床参考使用。

【参考文献】

[1] 杜江，邓永汉，杨惠杰.中国苗医绝技秘法 [M].贵阳：贵州科学技术出版社，2014：57，65-66.

第五节　割脂疗法
Hleik dianqx liaof hfend（嘞丢括伐）

【概述】

割脂疗法又叫"割瘦疳"或"针挑法"，是苗族民间世代相传的一种简单易行且方便实用的治疗小儿疳积的有效方法。本法通过在特定的部位割（或挑）破皮肤，除去毒根而治疗疾病。在苗族地区的使用甚为广泛，几乎家喻户晓。

【治疗原理】

苗医割脂疗法是苗族民间传统的治疗方法，与中医的割脂疗法有相似之处，多用于治疗小儿疳积。医生使用针具或刀具，在患者的特定部位或穴位割（或挑），使病变部位上的皮肤破裂，或流出清水、脓血、毒液，或挑破后挤出脂肪、肿物及脓头等。施术时通常选取鱼际第一掌骨中点赤白肉际处，此处属脾部，在八卦中属艮部，通过对穴位的刺激和除根排毒可治疗脾胃部疾病。本法是具有苗族特色的外治法之一。

【功效】

割脂疗法具有消食导滞、健脾和胃、舒筋通络功效。

【适应证】

割脂疗法主治小儿疳积、消化不良、小儿麻痹症、支气管哮喘、风湿性骨痛、坐骨神经痛等。本法对于治疗小儿疳积有较好的疗效。

【禁忌证】

1. 有传染性皮肤病者禁用。

2. 操作部位皮肤破损、溃烂、瘢痕、水肿者禁用。

3. 合并心脑血管疾病，肝、肾等严重功能障碍及精神疾病患者禁用。

4. 大动脉所过处禁用。

【操作方法】

操作有以下两种方法。

1. 术者先在患者脊柱两侧或手掌的大、小鱼际处消毒，然后用消毒后的大号缝衣针挑破皮肤，挑出少许皮下纤维或脂肪，并将其剪除，术后包扎伤口。

2. 术者左手握紧患者中、食指，右手为患者手掌中指与食指根部中间的穴位消毒后，用刀尖切开皮肤至脂肪层，切口长 2～3mm，术者以指顶住患者手背使掌心突起，则可见皮下脂肪冒出切口，然后将脂肪剪除至无脂肪冒出为止。最后用止血胶布包扎即可。一般左、右手各割 1 次。

【意外情况及处理方案】

1. 血肿：若治疗部位出现微量的皮下出血致局部皮肤青紫时，通常不必处理，可自行消退。若治疗部位肿胀疼痛剧烈，青紫面积较大且影响正常功能活动，应适当给予消毒处理。

2. 疼痛敏感者：可给予局部麻醉，待麻醉效果满意后施术。

【注意事项】

1. 手术部位有化脓性疮口者不宜施术。

2. 切口不宜过深，以免伤及深部血管、神经和韧带等其他组织。

3. 手术部位在 1 周内不能接触水或污物，以防感染。

4. 小儿在施术时需有家属在旁进行安抚。

5. 本法为创伤性操作，需在术前进行局部浸润麻醉。

【现代医学研究】

黄国英运用苗医穴位割脂法治疗小儿疳疾 140 例，结果显示总有效率为 92.14%。

【评述】

苗医割脂疗法发展历史悠久，在苗族民间广为流传，可用于小儿疳积、支气管哮喘等，也可用于治疗各种急症以急救回阳。例如，苗医将发病急骤、病势险恶，并以高热、四肢抽搐、昏迷不醒、面色青紫、牙关紧闭或剧烈疼痛等为主症的一类疾病归为"快经类"，此类疾病则常以放血割脂疗法或结合针刺法及"打灯火"等进行治疗。本法适用于喂养不当，乳食无度，母乳不足、过早断乳又未能及时给以辅食，食物品种单调、偏食或受其他疾病如长期吐泻、慢性腹泻等影响引起的慢性营养障碍性疾病，操作简单且疗效可靠。割脂治疗后患儿即感饥饿，嘱家长此时要控制患儿的饮食，不宜过饱，忌食过分寒凉、肥甘厚味的饮食。

【参考文献】

[1] 杜江，张景梅.苗医基础 [M].北京：中医古籍出版社，2007：154-155.

[2] 冉悉雄，周厚琼，王朝碧.苗族医药中的放血割脂疗法 [J].中国临床医生，2001，29（5）：53.

[3] 宋建宁，阮华良.割脂治疗疳积症51例体会 [J].现代中西医结合杂志，2001，10（10）：939-940.

[4] 杜江，邓永汉，杨惠杰.中国苗医绝技秘法 [M].贵阳：贵州科学技术出版社，2014：48-50.

[5] 黄国英.苗医穴位割脂法治疗小儿疳证140例临床观察 [J].中国民族医药杂志，1997（26）：21-22.

第六节　睡药疗法
Bit jab liaof hfend（编加括伐）

【概述】

睡药疗法是将苗药做成床或枕头等物品，然后让患者躺在药物之上，使药物与患者的身体紧密接触，以便药物能够被皮肤吸收的方法，能达到祛风散寒、败毒疗伤等目的。睡药疗法分为睡药床法与睡药枕法两种。

【治疗原理】

睡药床法通过在一定的温度条件下，使人体与药物紧密接触，在热力的作用下使药物渗透皮肤进入人体以达到祛毒治病的目的；睡药枕法通过后脑与药物的接触和闻取药物的气味，让药物成分进入体内而达到祛毒治病的目的。

【功效】

睡药床法具有祛风除湿、宣痹止痛、活血通络等功效，其作用与傣医中的睡药疗法相通。

【适应证】

睡药床法适用于陈旧性损伤、陈旧性骨折、风湿病、类风湿病、痛风等疾病；睡药枕法适用于头痛、眩晕、高血压、神经衰弱等疾病。

【禁忌证】

1. 操作部位皮肤破损、溃烂者禁用。

2. 过敏体质及对施术相关药物过敏者禁用。

3. 合并心脑血管疾病，肝、肾等严重功能障碍者禁用。

4. 颅脑外伤者禁用。

5. 呼吸功能衰竭者禁用。

6. 精神疾病患者禁用。

【操作方法】

睡药床法需先选定一块地域（约 $2m^2$），在区域内烧一堆柴火，将地面烧热后清除柴火，铺上一层具有祛风活络、活血化瘀、消肿止痛作用的生鲜药草（如巴岩香、大威灵仙藤、岩防风、草乌叶等），让患者躺于药草之上，用保温良好的棉被盖住，使药力借助热量向病体组织传导和渗透。睡药枕法则是根据病情选择适当的药物装于枕内（一般多选择芳香性药物为主，例如牛尾七叶、川芎叶、香菊花、水羌蓬叶等），让患者睡于药枕之上。

【意外情况及处理方案】

1. 过敏反应：治疗部位如有皮肤刺激或过敏，立即停止治疗。用生理盐水冲洗施术部位，症状仍无缓解且出现皮肤过敏反应加重者，予相应的抗过敏治疗。

2. 烫伤：施术不当或地面温度过高，导致皮肤烫伤，应立即停止施术，轻者观察即可，严重起水疱者需刺破水疱，放出疱液，予以抗感染、消毒处理。

3. 晕厥：多发生于体质虚弱者，应立即停止治疗。使患者平卧，注意保暖。轻者仰卧片刻，予饮温温水或糖水；重者在上述处理基础上，针刺水沟、内关、百会、关元、气海等穴；若仍不省人事，呼吸细微，脉细弱者，应采用急救措施。

4. 呼吸困难：某些药物的刺激导致呼吸系统出现气紧、呼吸困难等，应立即移开药枕，通风，患者多能自行缓解。

【注意事项】

1. 睡药床法如在野外施术应选择避风、安静的环境。

2. 睡药床法温度要控制在患者可以接受的范围内，温度过低则达不到效果，过高则患者出汗过多易虚脱。

3. 睡药枕法用药对症方能取得较好的效果。

4. 睡药枕法包裹药枕的厚薄要适当，一般 1～2 层布即可。

5. 睡药枕法药枕的厚度要符合患者的日常习惯。

【现代医学研究】

苗医睡药疗法与傣医的睡药疗法相似，现代研究对于傣医的睡药疗法研究较多，尚未检索到苗医睡药疗法的相关现代研究。

【评述】

睡药疗法作为苗族医学的传统特色疗法，其起源和发展与苗族社会历史和文化紧密相连。苗医睡药疗法历史悠久，因其简便、实用的特点受到广泛认可。虽然苗医睡药疗法应用广泛，方式多样，为苗族人民的身体健康做出了贡献，但在发展上依然面临着诸多难题亟待解决与创新。应对苗医前人的经验进行总结，在深入探讨基本疗法的同时，进行数据整理挖掘，以推动苗族特色医学诊疗的有效传承。

【参考文献】

[1] 滕建甲 . 苗家整病技法 [M]. 北京：中医古籍出版社，2011：375-376.

[2] 杜江，张景梅 . 苗医基础 [M]. 北京：中医古籍出版社，2007：153-154.

[3] 杜江，邓永汉，杨惠杰 . 中国苗医绝技秘法 [M]. 贵阳：贵州科学技术出版社，2014：91-92，144.

[4] 邹惠莲，邓群，玉拉，等 . 傣医睡药疗法治疗中风病人的护理 [J]. 中国民族医药杂志，2002，8（2）：46.

[5] 田兴秀 . 中国苗族医学 [M]. 贵阳：贵州科学技术出版社，2013：67.